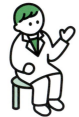
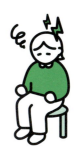

頭痛診療が劇的に変わる！

すぐに活かせるエキスパートの
問診・診断・処方 の考え方

［編著］松森保彦

［著］團野大介, 石﨑公郁子, 土井 光, 滝沢 翼

謹告

　本書に記載されている診断法・治療法に関しては，発行時点における最新の情報に基づき，正確を期するよう，著者ならびに出版社はそれぞれ最善の努力を払っております．しかし，医学，医療の進歩により，記載された内容が正確かつ完全ではなくなる場合もございます．

　したがって，実際の診断法・治療法で，熟知していない，あるいは汎用されていない新薬をはじめとする医薬品の使用，検査の実施および判読にあたっては，まず医薬品添付文書や機器および試薬の説明書で確認され，また診療技術に関しては十分考慮されたうえで，常に細心の注意を払われるようお願いいたします．

　本書記載の診断法・治療法・医薬品・検査法・疾患への適応などが，その後の医学研究ならびに医療の進歩により本書発行後に変更された場合，その診断法・治療法・医薬品・検査法・疾患への適応などによる不測の事故に対して，著者ならびに出版社はその責を負いかねますのでご了承ください．

❖ **本書関連情報のメール通知サービスをご利用ください**

メール通知サービスにご登録いただいた方には，本書に関する下記情報をメールにてお知らせいたしますので，ご登録ください．

・本書発行後の更新情報や修正情報（正誤表情報）
・本書の改訂情報
・本書に関連した書籍やコンテンツ，セミナーなどに関する情報

※ご登録の際は，羊土社会員のログイン/新規登録が必要です

序

　頭痛，それは言うまでもなく症状であり，疾患でもあります．

　わが国の慢性頭痛人口は約4,000万人と推定されていますが，これは高血圧の有病率に匹敵する数字であり，健康や生活を脅かす疾患として多くの方が精神的にも身体的にも悩まされています．このありふれた疾患である「頭痛」にかかわる診療科は多岐にわたり，臨床医として避けては通れず，さまざまな立場で接する機会があるはずです．そのなかでも，とりわけ片頭痛をはじめとする一次性頭痛は，頭痛によって生活の質が阻害されていたとしても，正しい診断や適切な治療が十分提供されないことが多く，せっかく医療機関を受診しても満足のいく診療が行われない状況が続いていました．

　一方，頭痛学は近年めざましく発展し，診断基準の整備やエビデンスの蓄積によって，すでに科学として確立しています．もはや独自の経験による診療が許容される時代ではなくなり，効率のよい頭痛診療を行う第一歩として，「国際頭痛分類 第3版」(ICHD-3) と診療ガイドラインに基づいた標準的な診療を身につけておくことが求められるようになってきました．従来の頭痛診療でよく言われていた「肩こりによる頭痛」や「ストレートネックによる頭痛」は，そもそもICHD-3の診断基準にはなく，また有病率の高い緊張型頭痛の受診率が最も高いわけでもないことなどをしっかり認識する必要があります．

　しかし，このICHD-3や診療ガイドラインをうまく使いこなすには少しコツが必要で，特にこれから頭痛を勉強しようとしている先生方にとっては情報量も多く，本当に自分の診断が正しいか，治療や管理のしかたは間違っていないか，不安になることもあるでしょう．危険な二次性頭痛については，初期研修などで原因疾患の症候として接する機会がありますが，それ以外，特に一次性頭痛については体系立てて学ぶことはほとんどなかったはずです．そして，いざ頭痛診療に腰を据えて取り組もうとしても，周りに専門家や教えてくれる人がおらず，独学で習得しようとする先生が多いのも事実です．慣れない頭痛診療で，この先どうしたらいいだろう，と悩むことも多いのではないでしょうか．実は，私もそうでした．

では，効率よく頭痛診療を学ぶにはどうするのがよいか？ 私自身，これまで試行錯誤しながら頭痛学を勉強してきましたが，結論としてエキスパートの外来見学が自身の頭痛診療の「根」となり，その後自らの診療環境に合わせ「幹」を太くし，さらに「枝葉」を広げていくきっかけになったと実感しています．

ただ，外来見学となると現実的にはさまざまな制約がありますよね．そこで今回，あたかも頭痛専門医の診察室を見学し，思考プロセスを垣間見られるような書籍をつくりたいと考え，本書を企画しました．これから頭痛の勉強をしようと考えている先生の悩みに応え，日頃の診療に直結しすぐに役立つこと，診断に自信がつき治療の幅が広がること，そして楽しく取り組みながら最終的に「頭痛診療が好きになる！」ことをめざし，症例ベースの解説で基本的な対応を具体的に学べるような構成にしました．

本書では，ICHD-3とガイドラインに準拠しながら科学的なエビデンスを大切にしつつ，特に押さえておくべき頭痛疾患について，エキスパートはどう考えているか，その思考プロセスを惜しみなく紹介しています．今，この本を手にとっていただいた皆さんの頭痛診療に少しでもお役に立てることを願ってやみません．

さあ，一緒に團野先生や石﨑先生，土井先生，滝沢先生，そして私の診察室をのぞいてみましょう！

2024年12月

著者を代表して

松森保彦

頭痛診療が
劇的に変わる！

CONTENTS

序 ……………………………………………………………… 松森保彦 3

執筆者一覧 ……………………………………………………………… 8

第1章 ケースファイル

CASE ① 35歳，女性，治療薬が効かない頭痛が増えました…，
生活に支障をきたす頭痛をなんとかしたい ……………………… 松森保彦 10

CASE ② 40歳，女性，片頭痛と子宮内膜症の既往あり，
低用量ピルは続けて大丈夫？ …………………………………… 松森保彦 17

CASE ③ 12歳，男児，頭痛で学校を休みがち，
本当に「かぜ」でしょうか？ …………………………………… 團野大介 22

CASE ④ 25歳，男性，強い頭痛と片麻痺で救急搬送，
検査では異常なしだが，その後も発作を反復している ………… 團野大介 29

CASE ⑤ 50歳，女性，つらい頭痛が増えました…
毎日のように頭痛があります …………………………………… 滝沢　翼 36

CASE ⑥ 22歳，女性，毎月生理痛の頭痛がひどいです！？ ………… 石﨑公郁子 44

CASE ⑦ 42歳，女性，頭痛が心配で毎朝鎮痛薬を飲んでいます．
大丈夫でしょうか？ ……………………………………………… 滝沢　翼 52

CASE ⑧ 59歳，女性，閉経後に頭痛が変わってきました！ ……… 石﨑公郁子 60

CASE ⑨ 64歳，女性，目がチカチカ，キラキラ．
眼科を受診したけど異常なし… ………………………………… 滝沢　翼 68

CASE ⑩ 48歳，女性，後頭部が重苦しくて，
脳の病気ではないでしょうか？ ………………………………… 土井　光 72

CASE ⑪ 34歳，男性，部署が変わってパソコン作業が増えました，
毎日頭が重いです ………………………………………………… 土井　光 80

CASE ⑫ 35歳，男性，飲酒で目の奥がすごく痛くなります，
去年も1カ月続きました ………………………………………… 石﨑公郁子 85

CASE ⑬ 62歳, 女性, 頭痛がひどくて涙が出ます.
1日中くり返し起こり, 痛み止めが効きません………………石﨑公郁子　94

CASE ⑭ 35歳, 男性, 性行為中に強い頭痛がします,
大丈夫でしょうか…?　………………………………………土井　光　102

CASE ⑮ 52歳, 男性, ゴルフ中に急に頭痛が…
毎日片側後頭部が痛いです……………………………………松森保彦　107

CASE ⑯ 63歳, 男性, サバの刺身を食べていたら気分が悪くなり吐きました,
頭痛も続いています……………………………………………松森保彦　114

CASE ⑰ 25歳, 男性, 追突事故にあってから毎日頭が痛くて……………松森保彦　120

CASE ⑱ 45歳, 女性, 入浴すると強い頭痛が起きます,
怖くてお風呂に入れません……………………………………松森保彦　130

CASE ⑲ 34歳, 女性, 頭痛と倦怠感が続いています,
片頭痛でしょうか?……………………………………………松森保彦　136

CASE ⑳ 65歳, 女性, 片眼の奥が激しく痛む!
群発頭痛と思っていたら………………………………………滝沢　翼　141

CASE ㉑ 16歳, 男性, 先生, うちの子,
毎日頭痛で学校に行けないんですけど!……………………團野大介　146

CASE ㉒ 38歳, 女性, 転職先の環境に慣れることができず,
心身ともにつらいです…. 頭痛も悪化しました……………土井　光　154

CASE ㉓ 84歳, 男性, 毎日一日中, 痛い痛いと訴える頭痛……………團野大介　160

第2章　総論

1 問診, 患者指導, 頭痛ダイアリー……………………………土井　光　166

2 頭痛の検査…………………………………………………………滝沢　翼　181

3 慢性頭痛に使われる薬剤………………………………………石﨑公郁子　187

4 これからの頭痛診療………………………………………………團野大介　198

索引 ………………………………………………………………………………205

CONTENTS

疾患別目次

※コードと疾患名は「国際頭痛分類 第3版」による

1.1 前兆のない片頭痛
- CASE ① ················· 10
- CASE ② ················· 17
- CASE ③ ················· 22
- CASE ⑥ ················· 44
- CASE ⑦ ················· 52
- CASE ⑧ ················· 60

1.2.1.1 典型的前兆に頭痛を伴うもの
- CASE ② ················· 17

1.2.1.2 典型的前兆のみで頭痛を伴わないもの
- CASE ⑨ ················· 68

1.2.3.2 孤発性片麻痺性片頭痛
- CASE ④ ················· 29

1.3 慢性片頭痛
- CASE ⑤ ················· 36
- CASE ㉑ ················· 146

2.2 頻発反復性緊張型頭痛
- CASE ⑧ ················· 60

2.2.1 頭蓋周囲の圧痛を伴う頻発反復性緊張型頭痛
- CASE ⑩ ················· 72

2.3.1 頭蓋周囲の圧痛を伴う慢性緊張型頭痛
- CASE ⑪ ················· 80

2.4.3 慢性緊張型頭痛
- CASE ㉒ ················· 154

3.1.1 反復性群発頭痛
- CASE ⑫ ················· 85

3.3.1.1 反復性SUNCT
- CASE ⑬ ················· 94

4.3 性行為に伴う一次性頭痛
- CASE ⑭ ················· 102

5.3 むち打ちによる急性頭痛
- CASE ⑰ ················· 120

6.2.2 非外傷性くも膜下出血（SAH）による急性頭痛
- CASE ⑯ ················· 114

6.5.1.1 頸部頸動脈または椎骨動脈の解離による急性頭痛，顔面痛または頸部痛
- CASE ⑮ ················· 107

6.7.3.1 可逆性脳血管攣縮症候群（RCVS）による急性頭痛
- CASE ⑱ ················· 130

6.9 下垂体卒中による片頭痛
- CASE ⑲ ················· 136

8.2.5 複合鎮痛薬乱用頭痛
- CASE ⑦ ················· 52
- CASE ⑪ ················· 80
- CASE ㉒ ················· 154

8.3.3 エストロゲン離脱頭痛
- CASE ② ················· 17

11.3.1 急性閉塞隅角緑内障による頭痛
- CASE ⑳ ················· 141

A1.1.2 前兆のない月経関連片頭痛
- CASE ⑥ ················· 44

A12.3 うつ病による頭痛
- CASE ㉒ ················· 154

執筆者一覧

■ 編集・執筆

松森 保彦 （Yasuhiko Matsumori）

仙台頭痛脳神経クリニック　院長

山形県鶴岡市出身，1999年山形大学医学部卒業．母校の脳神経外科学講座に入局し，米国カリフォルニア大学サンフランシスコ校（UCSF），山形大学脳神経外科，広南病院血管内脳神経外科での研鑽を経て，2010年に広南病院に頭痛外来を立ち上げました．以来，頭痛を専門とする脳神経外科医として歩み続けています．2015年に仙台頭痛脳神経クリニックを開業し，チーム医療を大切にしながら，「より良い頭痛診療とは何か」を日夜追究中．頭痛診療の可能性と魅力を多くの方に伝え，日本の頭痛医療のさらなる発展に貢献することを目指しています．

【資格】
日本頭痛学会 理事・専門医・指導医，日本脳神経外科学会 専門医，日本脳卒中学会 専門医，日本認知症学会専門医・指導医

■ 執筆

團野大介 （Daisuke Danno）

富永病院頭痛センター

1997年奈良県立医科大学卒業．兵庫医科大学，英国 University College London, Institute of Neurology, The National Hospital for Neurology and Neurosurgery（Queen Square）頭痛グループへの留学などを経て，2018年より富永病院頭痛センター 副センター長．

【資格】
日本頭痛学会 幹事・専門医・指導医，日本内科学会認定内科医・総合内科専門医，医学博士

【メッセージ】
頭痛診療は，熱意をもって継続することで力がつく．『頭痛を学び，頭痛を診る精神』

石﨑公郁子 （Kumiko Ishizaki）

偕行会リハビリテーション病院

1997年鳥取大学医学部卒業．鳥取大学脳神経内科入局．同大学院で頭痛研究に従事．松江赤十字病院，松江生協病院，益田医師会病院などを経て2013年偕行会リハビリテーション病院入職．2018年より同病院副院長．

【資格】
日本神経学会 専門医・指導医，日本頭痛学会 代議員・専門医・指導医，日本内科学会 総合内科専門医・日本リハビリテーション医学会 専門医

【メッセージ】
本書が契機となり頭痛診療に興味をもっていただけましたら幸甚です．

土井 光 （Hikaru Doi）

土井内科神経内科クリニック

1999年関西医科大学医学部卒業．神戸市立中央市民病院で初期研修を行い，天理よろづ相談所病院神経内科，九州大学病院神経内科，広島赤十字・原爆病院神経内科などを経て2017年より土井内科神経内科クリニック 院長．

【資格】
日本医師会 産業医，日本神経学会 専門医，日本頭痛学会 代議員・専門医・指導医，日本認知症学会専門医・指導医，日本内科学会 認定内科医・総合内科専門医

【メッセージ】
頭痛患者さんの生活を守るためにも，是非ともご一緒に頭痛診療に取り組みましょう！

滝沢 翼 （Tsubasa Takizawa）

慶應義塾大学医学部神経内科

2010年慶應義塾大学医学部卒業．2012年に慶應義塾大学医学部内科学（神経）入局．2016年から2018年まで米国マサチューセッツ総合病院に留学．2020年より慶應義塾大学医学部内科学（神経）専任講師．

【資格】
日本内科学会 認定内科医・総合内科専門医・指導医，日本神経学会 専門医，日本頭痛学会 幹事・専門医・指導医，日本脳卒中学会 専門医，日本神経治療学会 評議員

【メッセージ】
頭痛医療に共に取り組んでくださる方が一人でも増えることを心より願っております．

第1章

ケースファイル

第1章 ケースファイル

CASE 1

35歳，女性，治療薬が効かない頭痛が増えました…，生活に支障をきたす頭痛をなんとかしたい

35歳の女性．就職後に頭痛が悪化し，その都度市販鎮痛薬で対応していたが，しばしば家事や育児，就業に支障をきたすこともあった．今回，大きなプロジェクトの責任者となり，頭痛の改善を求め受診した．

1 現病歴とこれまでの経過

病歴 10歳頃に反復性頭痛を発症していたが，自然軽快し，特に困ることはなかった．22歳で就職した後に頭痛が悪化し，市販鎮痛薬を服用するようになった．徐々に市販鎮痛薬が効かない頭痛が増えていたが，近医内科を受診しトリプタンが処方され，ある程度コントロールされていた．30歳で出産し，その後頭痛が悪化した．トリプタンが効かず悪心や嘔吐を伴う頭痛が増え，家事や育児にも支障をきたし欠勤が目立つようになったが，今回仕事で大きなプロジェクトの責任者となり，3カ月後に本番を控えているため，頭痛を改善したいと思い，受診した．

既往歴 気管支喘息

身体所見 特記すべきものなし

脳MRI 異常なし

家族歴 母に片頭痛の既往あり

2 まず考えること・聞くべきこと

　市販鎮痛薬でコントロールされていた頭痛が悪化し，最近ではトリプタンも効かない頭痛も増えてきました．月に4〜8日だった頭痛も，最近では8〜12日の頻度となり，頭痛以外にも悪心や嘔吐を随伴し，寝込むことも増え，月に数日は頭痛のために欠勤するようになっています．また未就学児を抱え，

10　頭痛診療が劇的に変わる！

第1章　case1

家事や育児にも影響がみられるようになりました.

　以上より，支障度の高い片頭痛発作が反復し，生活に大きな負担があることがわかりました.また，既往歴の確認も重要で，気管支喘息の既往があることがわかりました.

3　鑑別の流れ

　身体所見や脳MRIでは異常を認めず，**一次性頭痛**であると考えられます.中等度以上の強い頭痛で，悪心や嘔吐を随伴し，家事や育児，就業に支障をきたすこともあり，前兆がないこと，頭痛頻度が月に15日未満であることから，「国際頭痛分類 第3版」[1] では，**前兆のない片頭痛**と診断することができます（表1）.10歳で反復性頭痛を発症していますが，その頃に初潮を迎えています.また就職や出産を契機に頭痛が悪化していますが，女性の片頭痛ではライフイベントをきっかけに変化することが多く，本症例は25年来の片頭痛既往があると考えられます.

ヒントを引き出す　質問のコツ

　患者さんは受診時に直近の頭痛について話すことが多いですが，これまでの「頭痛歴」も一緒に確認してみましょう.頭痛をくり返している場合，「過去の頭痛」と「今の頭痛」がつながることで，より確かな頭痛診断を行うことができます.

表1　前兆のない片頭痛の診断基準

A. B〜Dを満たす発作が5回以上ある
B. 頭痛発作の持続時間は4〜72時間（未治療もしくは治療が無効の場合）
C. 頭痛は以下の4つの特徴の少なくとも2項目を満たす 　① 片側性 　② 拍動性 　③ 中等度〜重度の頭痛 　④ 日常的な動作（歩行や階段昇降など）により頭痛が増悪するあるいは頭痛のために日常的な動作を避ける
D. 頭痛発作中に少なくとも以下の1項目を満たす 　① 悪心または嘔吐（あるいはその両方） 　② 光過敏および音過敏
E. ほかに最適なICHD-3の診断がない

「国際頭痛分類 第3版」（日本頭痛学会・国際頭痛分類委員会／訳），p3, 医学書院，2018より転載

> **診断** **1.1 前兆のない片頭痛**

4 治療・経過

　鎮痛薬やトリプタンなどの急性治療薬のみではコントロールが不十分であり，**予防療法**を考慮します．「頭痛の診療ガイドライン2021」[2]でも「**片頭痛発作が月に2回以上，あるいは生活に支障をきたす頭痛が月に3日以上ある患者では予防療法の実施について検討してみることが勧められる**」とあり，本症例も月に8〜12日の頭痛をくり返し，生活に支障をきたしているため予防療法の適応と考えられます．

　現在，表2の通り，予防療法に保険適用のある経口薬として，バルプロ酸，プロプラノロール，ロメリジン，適応外使用が認められている薬剤として，アミトリプチリン，ベラパミルがあります．また2021年に発売されたCGRP関連抗体薬である，ガルカネズマブ，フレマネズマブ，エレヌマブは，厚労省の最適使用推進ガイドライン[3~5]によると，経口薬が効果不十分または副作用や禁忌で使用ができない場合に投与可能であり，本症例では，まずは経口薬による予防療法を開始するのが一般的です．**エビデンスの確実性と副作**

表2　片頭痛の予防療法に用いられる薬剤

	一般名	商品名	エビデンスの確実性	推奨用量
保険適用のある経口薬	バルプロ酸	セレニカ，デパケンなど	A	400〜600 mg/日
	プロプラノロール	インデラル	A	20〜60 mg/日
	ロメリジン	ミグシス	B	10〜20 mg/日
適用外使用が認められている経口薬	アミトリプチン	トリプタノール	A	10〜60 mg/日
	ベラパミル	ワソラン	B	80〜240 mg/日
経口薬が効果不十分，または使用できない場合に投与可能なCGRP抗体薬（保険適用）	ガルカネズマブ	エムガルティ	A	初回240 mg/月，以後120 mg/月
	フレマネズマブ	アジョビ	A	225 mg/4週または675 mg/12週
	エレヌマブ	アイモビーグ	A	70 mg/4週

CGRP：カルシトニン遺伝子関連ペプチド

用，併存症などを考慮し薬剤選択を行いますが，本症例では気管支喘息の既往があり，プロプラノロールは禁忌です．今回は，抑うつ傾向がなく，妊娠の希望がなかったため，バルプロ酸を選択しました．**バルプロ酸では眠気を生じることもあり，ガイドラインで推奨されている用量下限のさらに半量である200 mg／日（1日1回就寝前）から開始**しています．治療効果の判定を客観的に行うため，頭痛ダイアリーを記録してもらうようにし，2～4週後の再診を指示します．再診時に効果があれば，予防薬は現状維持で継続，効果不十分であれば増量を検討します．ただし本症例では「3カ月後に大きなプロジェクトの予定」があるため，十分な効果が得られなければ，CGRP関連抗体薬の使用を検討してもよいでしょう．ご自身がCGRP関連抗体薬の最適使用推進ガイドラインの医師要件を満たさない場合には，頭痛専門医，脳神経内科専門医，脳神経外科専門医，内科総合専門医へ紹介します．

5 解説

　家事や育児，就業に影響のある頭痛発作を反復している，支障度が高い片頭痛の症例です．急性期治療薬では十分なコントロールができず，予防療法のよい適応と考えられます．一般的には経口薬による治療開始し，2～3カ月かけて，効果を確認しながら用量の調整を行っていきます．

　バルプロ酸200 mg／日による予防治療を開始し，1カ月後に再来してもらいました．急性期治療薬としてリザトリプタンとアセトアミノフェンを処方しています．

　なお，急性期治療薬の使い方として次のように説明しました．

・リザトリプタンは早めに服用し，効果が不十分の場合，アセトアミノフェンを追加服用する．
・必要に応じてトリプタンと鎮痛剤は同時服用も可能である．
・リザトリプタンは，2時間以上空けて1日2回まで服用可能である．
・アセトアミノフェンは，1回1,000 mgまで増量することができ，1日4回まで服用可能である．

処方例

① バルプロ酸（セレニカ®）錠　200 mg　1回1錠　1日1回　就寝前　30日分
② リザトリプタン口腔内崩壊錠（マクサルトRPD®錠）10 mg　1回1錠　頭痛時　4回分
③ アセトアミノフェン（カロナール®）錠　500 mg　1回1錠　頭痛時　10回分

　前半2週間は，自分の頭痛が片頭痛とわかって気分も楽になり，頭痛も少なめで経過していましたが，後半2週間はもともとの水準に戻り，計5日間は欠勤していました（図1）．再診時には患者さんを励まし，バルプロ酸400 mg/日（1日1回就寝前）に増量し，1カ月後の再来を予定しました（図2）．ただし本症例のように，短期間での改善を求めている場合は，早期にCGRP関連抗体薬の使用を検討してもよいかもしれません．

　片頭痛は，働き盛り，子育てに忙しい世代に有病率が高く，大きな疾病負担を与えうる疾患です．トリプタンは，その登場から20年以上が経過し，多くの片頭痛患者さんに恩恵をもたらしてきました．しかし予防薬については，これまで特異的薬剤がなく，予防療法そのものの認知度が低い状況が続いていました．2021年に初の片頭痛に特異的な予防薬（抑制薬）が登場し，注目を浴びています．これからの頭痛診療では，**適正に支障度を評価し，従来の経口薬とCGRP関連抗体薬を含め必要としている患者さんに適切な治療を届けていくことが**，より一層求められています．

（松森保彦）

日付	生理	頭痛の程度 午前	午後	夜	影響度	MEMO (頭痛のタイプ, はき気, 前ぶれ, 原因など)
9/5 (月)	痛 薬	─	─	─		頭痛なし.
9/6 (火)	痛 薬	╫	╫ (カ)	─		脈 am横になっている. ひどくなりそうだったのでカを飲む. 疲れ?!
9/7 (水)	痛 薬	─	─	─		頭痛なし.
9/8 (木)	痛 薬	╫	╫	╫	╫	重 我慢して1日過ごす. 寝たり…起きたり…
9/9 (金)	痛 薬	─	─	─		頭痛なし.
9/10 (土)	痛 薬	─	─	─		頭痛なし.
9/11 (日)	痛 薬	─	─	─		頭痛なし.
9/12 (月)	痛 薬	─	─	─		頭痛なし.
9/13 (火)	痛 薬	─	╫ (カ)	╫	╫	脈 出かけて疲れたからか, 頭痛がした.
9/14 (水)	痛 薬	╫	╫	╫	╪	重 昨日の疲れがまだ取れず?!一日頭痛あり.
9/15 (木)	痛 薬	─	─	─		頭痛なし.
9/16 (金)	痛 薬	─	─	─		頭痛なし.
9/17 (土)	痛 薬	─	─	─		頭痛なし.
9/18 (日)	痛 薬	─	─	─		頭痛なし.
9/19 (月)	痛 薬	╫ (カ)	╫ (カ)	╫ (マ)		重→夜脈 前ぶれあり. マを飲んで寝るが… なかなかねむれず.
9/20 (火)	痛 薬	╫ (カ)	╫ (カ)	╫		重 一日中ひどい頭痛だったが用事があったので出かけた. 薬効かない
9/21 (水)	痛 薬	─	╫ (マ)	╫		脈 前ぶれあり. マをすぐ飲んだら良くなった
9/22 (木)	痛 薬	╫	╫ (カ)	─		重 朝から頭痛あり. カを飲んで1日寝ていた.
9/23 (金)	痛 薬	─	─	─		頭痛なし.
9/24 (土)	痛 薬	─	─	─		頭痛なし.
9/25 (日)	痛 薬	╫	╫ (カ)	─	╪	重 朝から重い痛み. ひどくなる前にカを飲んだ.
9/26 (月)	痛 薬	─	─	─		頭痛なし.
9/27 (火)	痛 薬	─	(カ)	╫		重 出かける用事があったので, ひどくなる前にカを飲んだ.
9/28 (水)	痛 薬	─	─	─		頭痛なし.
9/29 (木)	痛 薬	╫ (カ)	╫ (カ)	╫ (マ)		脈 原因はわからないが朝から頭痛あり. 一日中食欲もなく寝ている.
9/30 (金)	痛 薬	╫	╫ (カ)(マ)	─		重 出かける用事があったので, ひどくなる前にカを飲んだ.
10/1 (土)	痛 薬	╫	╫ (カ)	╫		重 朝から頭痛あり. よくなったり悪くなったりする.
10/2 (日)	痛 薬	─	─	─		頭痛なし.

図1　再診時頭痛ダイアリー

カ:カロナール®, マ:マクサルト®, 脈:脈打つような頭痛, 重:頭重感, ○:薬がよく効いた, △:薬があまり効かなかった
□:欠勤

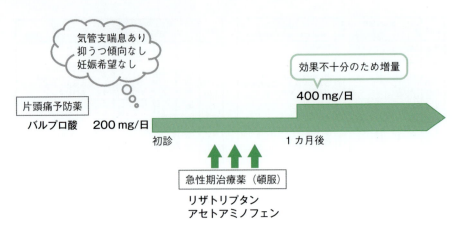

図2 本症例の処方

■ 文献

1）「国際頭痛分類 第3版」(日本頭痛学会・国際頭痛分類委員会／訳），医学書院，2018
2）「頭痛の診療ガイドライン2021」(日本神経学会，他／監，「頭痛の診療ガイドライン」作成委員会／編），医学書院，2021
3）厚生労働省：最適使用推進ガイドライン ガルカネズマブ（遺伝子組換え）（販売名：エムガルティ皮下注120 mgオートインジェクター，エムガルティ皮下注120 mgシリンジ）．2022
　https://www.pmda.go.jp/files/000248991.pdf（2024年12月閲覧）
4）厚生労働省：最適使用推進ガイドライン フレマネズマブ（遺伝子組換え）（販売名：アジョビ皮下注225 mgシリンジ，アジョビ皮下注225 mgオートインジェクター）．2022
　https://www.pmda.go.jp/files/000248992.pdf（2024年12月閲覧）
5）厚生労働省：最適使用推進ガイドライン エレヌマブ（遺伝子組換え）（販売名：アイモビーグ皮下注70 mgペン）．2022
　https://www.pmda.go.jp/files/000248990.pdf（2024年12月閲覧）

第1章 ケースファイル

40歳，女性，片頭痛と子宮内膜症の既往あり，低用量ピルは続けて大丈夫？

40歳の女性．18歳頃より反復性頭痛を自覚し毎回嘔吐を随伴していたが，頻度が年に数回と低かったため，その都度，市販鎮痛薬を服用し対処していた．30代後半より月経時に下腹部痛や腰痛がひどく，子宮内膜症の診断で，低用量ピルが処方されていた．その後，休薬期間のたびに頭痛を自覚するようになり，NSAIDsやトリプタンが処方されていたが，最近強い頭痛が反復し生活に支障をきたすようになってきたため受診した．

1 現病歴とこれまでの経過

病 歴 18歳で就職し，その頃から月経時に頭痛を自覚するようになり，嘔吐も随伴していたが，年に数回の頭痛頻度であったため市販鎮痛薬を服用しやり過ごしていた．23歳で出産を契機に退職し主婦として生活していたが，30代で頭痛が悪化し，以前からの頭痛と比べ程度は軽いものの月に4～8日の頻度で頭痛を自覚するようになった．38歳頃から月経時の下腹部痛や腰痛が強くなり，半年前に近医婦人科を受診したところ子宮内膜症と診断された．低用量ピルが処方され腹痛や腰痛は軽快していたが，休薬期間のたびに強い頭痛を自覚するようになり，NSAIDsとトリプタンを一緒に処方してもらっていた．トリプタンはある程度効くものの，悪心や嘔吐を伴う頭痛が増え，生活に支障をきたすようになった．低用量ピルをこのまま継続してもよいか心配になり受診した．

母と姉に片頭痛の既往あり．

身体所見 特記すべきものなし

脳MRI 異常なし

2 まず考えること・聞くべきこと，鑑別の流れ

　18歳頃に反復性頭痛を発症していますが，毎回嘔吐を随伴するような強い頭痛であったにもかかわらず市販鎮痛薬の内服でやり過ごし，30代以降は頭痛頻度が高くなっていたようです．38歳で子宮内膜症を発症し，低用量ピルにより月経痛は改善したものの，頭痛がさらに悪化しています．生活にも支障をきたすようになりました．

　以上より，低用量ピルの開始により頭痛が悪化し，急性期治療薬のみでは十分な対応ができなくなっていることがわかりました．身体所見や脳MRIでは異常を認めず**一次性頭痛**，**特に片頭痛**であると考えられます．片頭痛はエストロゲンの変動により悪化することが知られていますが，低用量ピル以外に頭痛が悪化する要因がないか聴取します．同時に「国際頭痛分類 第3版」における頭痛診断（反復性か慢性か）と予防治療の適応を検討するために，特に直近3カ月における1カ月当たりの頭痛日数を確認します．またエストロゲンを含有する**低用量ピルは，前兆のある片頭痛の既往がある場合には禁忌**となるため，前兆の有無についても確認することも大切です．

　問診の結果，18歳頃に発症した反復性頭痛は毎回20〜30分持続する視覚症状（閃輝暗点）が前兆として出現し，嘔吐を伴い寝込んでしまう強い発作でしたが，生理痛の一症状としてやり過ごしていたことがわかりました．30代以降に前兆のない片頭痛を発症し，月4〜8日間の頭痛頻度で経過しています．低用量ピル開始後，その休薬期間に新たに強い頭痛を自覚するようになりました．

ヒントを引き出す　質問のコツ

　片頭痛の"前兆"は，「国際頭痛分類 第3版」[1]による診断基準で「視覚症状，感覚症状，言語症状，運動症状，脳幹症状，網膜症状の1つ以上が完全可逆性前兆症状として存在し，以下の6つの特徴の少なくとも3項目を満たす（①5分以上かけて徐々に進展，②2つ以上の前兆が引き続き生じる，③5〜60分持続する，④片側性，⑤陽性症状，⑥60分以内に頭痛が発現する）」と定義されています．前兆がなければ片頭痛ではないと過小診断されていたり，しばしば「光過敏」が前兆として認識され過剰診断されていることもあり，正しい診断のためには，診断基準に沿った診療が大切です．

18　頭痛診療が劇的に変わる！

> **診断** 1.2.1.1 典型的前兆に頭痛を伴うもの
> 1.1 前兆のない片頭痛
> 8.3.3 エストロゲン離脱頭痛

3 治療・経過

　もともと前兆のある片頭痛と前兆のない片頭痛の既往があり，頭痛頻度も高いことにより予防治療の適応と考えられたため，内服薬による治療を開始する方針としました．眠気のない薬剤の希望があったためロメリジンを選択し，ガイドラインで推奨されている用量の下限である10 mg/日（1日2回）から開始しました．同時に，低用量ピルの開始とともに頭痛が悪化していること，また前兆のある片頭痛の既往があるため低用量ピルが禁忌であり，子宮内膜症に対する薬剤について再検討してほしいことを記載した診療情報提供書をかかりつけ産婦人科宛に作成しました．その後低用量ピルが中止となり，他剤へ変更されたことで，エストロゲン離脱頭痛は寛解しました．初診から1カ月後に再診となりましたが，頭痛は月に5日と大きな変化はみられませんでしたが，前兆のある片頭痛発作はなく支障のある頭痛はほとんどなかったため，ロメリジンは同量で継続し経過をみる方針としました．

処方例（図1）

① **ロメリジン**（ミグシス®）**錠**　5 mg　1回1錠　1日2回　30日分

図1　本症例の処方

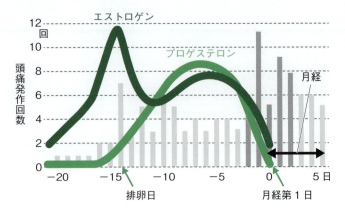

図2 片頭痛と女性ホルモンの関係
片頭痛発作はエストロゲンの血中濃度が低下する月経周辺および排卵期に起こりやすい.
文献2を元に作成

4 解説

　月経に関連する頭痛の多くは片頭痛であると言われています．特に卵巣から分泌されるエストロゲン（卵胞ホルモン）は片頭痛とのかかわりが深く，月経周期に伴って大きく変動し，分泌量が大きく低下する排卵日と月経前に片頭痛発作が引き起こされやすいと考えられています（図2）．経口避妊薬は，以前から婦人科領域で使用されており，エチニルエストラジオール含有量が50μg未満の製剤が低用量ピルとされていますが，特に避妊を目的として服用する保険適用外のものを **OC**（oral contraceptive），月経困難症や子宮内膜症の治療や症状の緩和に用いられる保険適用のものを **LEP**（low dose estrogen-progestin）と区別して呼ぶようになりました．OC/LEPは，エストロゲンとプロゲステロン（黄体ホルモン）を含有しており，服用によってネガティブフィードバックがかかり，下垂体からの黄体化ホルモン（LH）と卵胞刺激ホルモン（FSH）の分泌が低下し，卵子が発育せず排卵が抑制されます．OC/LEPの副作用として頭痛がありますが，3週間以上，連日外因性エストロゲンを摂取し，それが中断された後に頭痛が発症した場合，ICHD-3ではエストロゲン離脱頭痛（8.3.3）と診断されます．

　またOC/LEPを開始する前には，チェックシートなどで内服が可能か確認

第1章　case2

表1　前兆のある片頭痛で禁忌となる女性ホルモン製剤

	商品名	一般名
OC	シンフェーズ	ノルエチステロン・エチニルエストラジオール
	トリキュラー	レボノルゲストレル・エチニルエストラジオール
	アンジュ	
	ラベルフィーユ	
	ファボワール	デソゲストレル・エチニルエストラジオール
	マーベロン	
LEP	ルナベル	ノルエチステロン・エチニルエストラジオール
	フリウェル	
	ヤーズ	ドロスピレノン・エチニルエストラジオール
	ドロエチ	
	ジェミーナ	レボノルゲストレル・エチニルエストラジオール

OC：oral contraceptive
LEP：low dose estrogen-progestin

されることが多いようですが，頭痛に関しては「激しい頭痛や片頭痛があっ
たり，目がかすむことがありますか」程度にとどまっていることが多く，禁
忌である前兆のある片頭痛の既往が十分確認されないまま処方されている例
が散見されます．

　OC/LEP の代表的な副作用として**血栓症**がありますが，前兆のある片頭痛
があることで，そのリスクが高まるため禁忌となっています（表1）．臨床的
に片頭痛の有病率は20～40代に多く，そもそも脳梗塞など血栓症の発症リ
スクは低いものの，OC/LEP服用中の患者に前兆のある片頭痛既往がないか
について十分確認しておく必要があります．

＊本稿作成にあたり，ご助言をいただいた千船病院産婦人科の稲垣美恵子先生に深謝いた
します．

（松森保彦）

■ 文献
　1）　「国際頭痛分類 第3版」（日本頭痛学会・国際頭痛分類委員会/訳），医学書院，2018
　2）　五十嵐久佳：月経に伴う片頭痛．診断と治療，90：877-882，2002

第1章 ケースファイル

CASE 3 12歳，男児，頭痛で学校を休みがち，本当に「かぜ」でしょうか？

12歳，男児．小学校低学年の頃からときに頭痛の訴えがあったが短時間で改善するため痛み止めなどは服用せずに過ごしていた．小学校高学年になり，頭痛の頻度が増え学校を休むことが増えてきた．今回，感冒症状を機に頭痛が連日続くため当院を受診した．

1 現病歴とこれまでの経過

病歴 幼稚園の頃から車に乗ると「頭が痛い」と訴えていたが，車を降りると頭痛が消失するため両親は特に気にしていなかった．一方，同じ頃から長時間のドライブでしばしば乗り物酔いがあり，酔い止めを服用する機会が増えていた．小学生になり，疲れたときなどに2時間程度の前頭部の両側性頭痛を訴えるようになった．小学5年生になった頃から頭痛の程度が増悪したため，近医を受診しアセトアミノフェンを処方された．アセトアミノフェンを服用すれば頭痛は軽減することが多いが，しばしば頭痛で嘔吐してしまう．頭痛発作の際に，閃輝暗点は認めない．小学6年生になると同じような頭痛の頻度が増え，しばしば学校を休むようになった．頭痛は朝のみならず午後から起こることもある．また，頭痛時に臥位になると楽ではあるものの頭痛が改善することはない．特に「かぜ」をひいたときには「かぜ」が治っても1週間ほど毎日頭痛が出現することがある．今回も10日ほど前に「かぜ」の症状があり，症状が治まった後も中等度から高度の頭痛が連日続き，頭痛時にはぐったりしているため両親が心配して患児とともに受診した．

身体所見 特記すべきものなし

家族歴 母が頭痛もち

既往歴 中耳炎

脳MRI 異常なし

血液検査 異常なし

22　頭痛診療が劇的に変わる！

第1章　case3

2 まず考えること・聞くべきこと

　幼少期から比較的短時間の両側性頭痛をくり返していた点，乗り物酔いがある点に注意が必要です．小児ではしばしば片頭痛発作は軽度なことがありますので，幼少期の頭痛が片頭痛であった可能性もあります．また，頭痛が前頭部に出現している点もポイントであると考えられます．さらに，しばしば起こる頭痛がいつも同じような頭痛であることにも意識を向ける必要があります．乗り物酔いは片頭痛患者に認められることが多く，片頭痛に共通する病態生理学的メカニズムによる片頭痛等価（migraine equivalent）として捉えられています．この乗り物酔いは，腹部片頭痛，再発性四肢痛に次いで3番目に多い片頭痛等価と言われています[1]．また，成人の片頭痛持続時間は4時間から72時間ですが，小児および思春期（18歳未満）では，少し短く2時間から72時間までとしてよいかもしれないと「国際頭痛分類 第3版」[2]のコメントに記載されています．さらに，小児の頭痛は通常前頭部に多いとされ，後頭部痛を訴えることは稀であるため，診断時に注意が必要です．本症例では，頭痛の頻度が増えて，学校生活に支障をきたしていることにも注意しなければなりません．

3 鑑別の流れ

　まずは二次性頭痛の鑑別が重要となります．脳MRIなどの画像診断は，以前から変わりない頭痛であれば必須ではないかもしれませんが，可能であればどこかの時点で1回は確認しておきたい検査です．受診時の頭痛は一次性頭痛であったとしても，仮に頭蓋内に器質的異常が存在した場合に，後に問題になる可能性が否定できないからです．また，血液検査も必須とは言えませんが，発熱などがあれば一度は実施した方がよいと思われます．

　本症例では初診時の脳MRIでは異常は認めませんでした．また，来院時に発熱はなく感冒様症状も消失していました．念のために血液検査を行いましたが，異常は認めませんでした．身体所見で髄膜刺激症状もなく，本症例では一次性頭痛が疑われました．同じような頭痛をくり返しており，その持続時間は2時間，中等度以上でぐったりしているなど日常的な動作による増悪が疑われます．また，随伴症状としての嘔吐があり前兆のない片頭痛の診断

基準を満たします.

> **質問のコツ**
>
> 本症例で患児からの訴えはありませんが，光過敏や音過敏の有無についても問診するのが望ましいです．光過敏や音過敏がありますか？と聞いてもうまく答えられませんので，「頭痛のときに，明るい部屋と暗い部屋があったらどちらに入りたいですか？」「頭痛のときに，にぎやかな部屋と静かな部屋があったらどちらに入りたいですか？」のように聞いてあげるとうまく聞き出すことができます．

診断　1.1 前兆のない片頭痛

4 治療・経過

　本症例ではまず，頭痛ダイアリーの記載を開始してもらい，頭痛の状況の把握を行いました（図1）．その結果，月に約10日の頭痛を認めることがわかりました．頓用で使用しているアセトアミノフェンはおおむね有効であるものの，ときに効果が不十分であり，さらに1カ月のうちに7～8日使用しており，頭痛が日常生活へ与える影響が大きくなっている状態でした．また，本症例では，「慢性片頭痛」の診断基準である月に15日以上の頭痛はなく，月に15日以上アセトアミノフェンを服用して生じる「薬剤の使用過多による頭痛」の診断基準も満たしていなかったものの，以前に比べてアセトアミノフェンの服用回数が増えているとのことでした．さらに，遅くまでスマートフォンを使用するなどして夜更かしする日が続いていたため，まずは生活習慣の改善を指導しました．しかし，指導後もやはり頭痛頻度が多いため，内服予防療法の適応と考えられました．「頭痛の診療ガイドライン2021」には，小児・思春期の片頭痛予防薬で確立したものはなく，非薬物療法で改善しない例に対してアミトリプチリン，トピラマート（保険適用外），プロプラノロール，ロメリジンを副作用に注意しながら少量より開始すると記載されています[3]．夜間にしばしば目が覚めてしまうという訴えもあり，アミトリプチリ

図1 頭痛ダイアリー

日付	生理/痛薬	頭痛の程度(午前/午後/夜)	影響度	MEMO(頭痛のタイプ, はき気, 前ぶれ, 原因など)
3/31(日)	痛薬		—	
4/1(月)	痛薬	午前+ 午後++(ア)	—	学校欠席 悪心あり
4/2(火)	痛薬		—	
4/3(水)	痛薬		—	
4/4(木)	痛薬	午後++(ア) 夜+(ア)	—	学校早退
4/5(金)	痛薬	午後++(△) 夜+(ア)	—	学校欠席 嘔吐あり
4/6(土)	痛薬		—	
4/7(日)	痛薬		—	
4/8(月)	痛薬		—	
4/9(火)	痛薬		—	
4/10(水)	痛薬		—	
4/11(木)	痛薬	午後+	—	
4/12(金)	痛薬	午前+(△) 午後++(ア)	—	学校欠席
4/13(土)	痛薬		—	

日付	生理/痛薬	頭痛の程度(午前/午後/夜)	影響度	MEMO(頭痛のタイプ, はき気, 前ぶれ, 原因など)
4/14(日)	痛薬		—	
4/15(月)	痛薬	午前+	—	
4/16(火)	痛薬	午前++(△) 午後++(ア)	—	学校欠席 悪心あり
4/17(水)	痛薬		—	
4/18(木)	痛薬		—	
4/19(金)	痛薬	午前++(ア) 午後++(ア) 夜+	—	学校欠席 悪心あり
4/20(土)	痛薬	午前++(ア) 午後++(△) 夜++	—	学校欠席 嘔吐あり
4/21(日)	痛薬	午前+	—	
4/22(月)	痛薬		—	頭痛ないが悪心あり
4/23(火)	痛薬		—	頭痛ないが悪心あり
4/24(水)	痛薬		—	
4/25(木)	痛薬		—	
4/26(金)	痛薬		—	
4/27(土)	痛薬		—	

ア＝アセトアミノフェン，○＝有効，△＝やや有効

ン2.5 mgを開始しました.

　小児片頭痛における急性期治療薬はイブプロフェンであるとされており，アセトアミノフェンも有効で，安全，かつ経済的であるとされています．トリプタンに関しては，NSAIDsや他の鎮痛薬で効果が得られない際に考慮すべきであるとされています（表1）[3]．本症例ではイブプロフェンも使用したもののアセトアミノフェン以上の効果はなく，ときにアセトアミノフェンの効果が不十分であることからトリプタンの使用を考慮することになりました．6歳から12歳の小児ではスマトリプタン点鼻（20 mg）もしくはリザトリプ

表1　小児・思春期の片頭痛急性期治療薬の投与量

鎮痛薬			投与量
イブプロフェン			5〜10 mg/kg
アセトアミノフェン			10〜15 mg/kg
トリプタン	小児期 （6〜12歳）	スマトリプタン	点鼻薬20 mg
		リザトリプタン	＜40 kg：1/2錠（5 mg）
			＞40 kg：1錠（10 mg）
	思春期 （13〜17歳）	スマトリプタン	1錠（50 mg）
			点鼻薬20 mg
			皮下注射1A（3 mg）
		リザトリプタン	1錠（10 mg）
		エレトリプタン	1錠（20 mg）
		ナラトリプタン	1錠（2.5 mg）
		ゾルミトリプタン	1錠（2.5 mg）
ナプロキセン＋スマトリプタン			ナプロキセン2〜3錠（100 mg/錠）
			スマトリプタン1錠（50 mg）

「頭痛の診療ガイドライン 2021」（日本神経学会，他／監，「頭痛の診療ガイドライン」作成委員会／編），p373，医学書院，2021 より転載

タン（10 mg）1錠（体重40 kg未満は0.5錠）の使用が可能であり，本症例ではリザトリプタンを頭痛発症からできるだけ早期に使用するように指導しました．予防療法を2カ月ほど継続し，頭痛の頻度は月に3日ほどに減少しました．また，頭痛発作時にはリザトリプタンの服用で頭痛の消失を得られるようになり，学校の欠席も月に1回ほどに減少しました．引き続き，生活習慣の改善を維持しつつ，予防薬を内服しながら月に1回の定期診察で経過をみることになりました．

処方例（図2）
① **アミトリプチリン**（トリプタノール®）**錠**　10 mg　1回0.25錠　1日1回　睡眠前　14日分
② **リザトリプタン**（マクサルト®）**錠**　10 mg　1回0.5錠　頭痛時　5回分

頭痛診療が劇的に変わる！

図2 本症例の処方

5 解説

　本症例は比較的高頻度の頭痛発作を有する前兆のない片頭痛を有する男児の1例です．アセトアミノフェンはおおむね有効であったものの，しばしば効果不十分であり，頭痛により日常生活や学校生活に支障をきたしていました．また，「かぜ」を機に頭痛が悪化することも多いようでした．片頭痛は通常，長くても3日で改善しますが，しばしば発作をくり返すなどして長期間続いてしまうことがあります．特に，「かぜ」の後に頭痛が続く場合には副鼻腔炎の有無などを確認しておく必要があります．

　小児・思春期の片頭痛では，まず生活習慣の改善や運動療法など，非薬物療法をしっかりと行っていきます．ただし，**非薬物療法でも改善せず，日常生活に支障をきたす頭痛が頻回（月に4回以上）みられる場合には，予防療法を適切なタイミングで行っていくことが重要です**．予防薬の選択については，確固たるエビデンスは乏しいため，それぞれの予防薬の特性と患児の状態を照らし合わせて，患児や両親とともに相談しながら決めていくことになります．例えば本症例のように夜中に目が覚めてしまうような場合は，抗うつ薬であるアミトリプチリンを選択するのもよいかもしれません．また，立ち上がると頻脈傾向になるような場合にはプロプラノロールもよいと考えられます．また，前兆症状が多くてつらい場合などでは，トピラマートやロメリジンなども考慮します．ただし，**プロプラノロールとリザトリプタンは併用禁忌**である点には注意が必要ですし，**気管支喘息を有する場合もプロプラノロールの服用はできません**．

　小児・思春期の頭痛で学校での生活に影響が出る場合，学校への診断書提

出などをしておく必要があります．疾患について学校に正しい理解をしてもらい，必要なときには保健室などの利用を含めて柔軟に対応してもらうことが重要になります．

（團野大介）

■ 文献

1）Tarantino S, et al：Migraine equivalents as part of migraine syndrome in childhood. Pediatr Neurol, 51：645-649, 2014

2）「国際頭痛分類 第3版」（日本頭痛学会・国際頭痛分類委員会／訳），医学書院，2018

3）VII 小児・思春期の頭痛．「頭痛の診療ガイドライン2021」（「頭痛の診療ガイドライン」作成委員会／編），医学書院，2021

第1章　ケースファイル

CASE 4 　25歳，男性，強い頭痛と片麻痺で救急搬送，検査では異常なしだが，その後も発作を反復している

25歳，男性．高校生の頃から悪天候の前日などにしばしば頭痛があり，市販薬で対応していた．24歳時に自転車の転倒事故で頭部を打撲し，以後頭痛発作が増加した．さらに頭痛時に片麻痺が出現するようになり当科を受診した．

1　現病歴とこれまでの経過

病　歴　高校生の頃から天気が悪くなる日の前日など，年に数回頭痛があった．頭痛がひどいときには拍動性となり，日常の動作で悪化した．また，頭痛発作時に光や音が煩わしく，ときに悪心を伴っていた．たいていの場合，市販の鎮痛薬を服用して睡眠をとると起床したときには頭痛は改善していたが，年に数回ほど15分ほど持続する閃輝暗点を認めることがあり，その際の頭痛は非常に高度で嘔吐を伴っていた．症状は以前から変化はなく，医療機関は受診していなかった．22歳で就職した後，仕事が忙しくなり十分な睡眠時間がとれず，頭痛の頻度は月に数回まで増加した．しばしば市販の鎮痛薬が無効で，一日に何度か服用することもあった．24歳時に通勤中に自転車で転倒し頭部を打撲した．同日病院を受診し，頭部CTと脳MRIを受けたが特に異常は認めなかった．事故以降に頭痛の頻度が増加し，頭痛時に左手の異常感覚が出現するようになった．事故1週間後，起床後に高度拍動性の右側頭痛が出現した．30分ほどして，右手先に異常感覚が出現し10分ほどかけて右前腕から右上腕に広がった．また，同時に右手の脱力が出現した．異常感覚と脱力は右舌，右顔面に広がり，その後右足，右下腿に出現し歩行が困難となった．家族に症状を伝えようとしたが，言葉を発することができず，伝えることができなかった．視覚症状は認めなかった．右半身の異常感覚およ

び脱力，失語は1時間ほど持続したが消失し，鎮痛薬を服用すると頭痛が改善したため受診はしなかった．以後，一過性の右上肢脱力感を伴う頭痛が2回出現したが，脱力はいずれも15分ほどで消失したため様子をみていた．また，安静にしたほうが楽ではあるものの立位と臥位で頭痛強度に変化を認めなかった．昨日，頭痛出現後に右半身の異常感覚，脱力，失語が出現し頭痛は鎮痛薬で軽減したが，左手の異常感覚も出現し，右手の握力が本日になっても回復しないため当科を受診した．

身体所見 頭痛は消失している．握力：右2 kg，左22 kg

家族歴 母が頭痛もち．家族に同様の症状なし

既往歴 アトピー性皮膚炎

脳MRI 異常なし **全脊柱MRI** 異常なし

脳 波 異常なし **心電図** 異常なし

血液検査 異常なし

2 まず考えること・聞くべきこと

　以前から天気の変化などを誘因として拍動性で日常の動作により増悪する頭痛をくり返しています．また光・音過敏，悪心を伴っていることから，もともと片頭痛を有していた可能性が考えられます．さらに，視覚症状を伴う頭痛は，器質的疾患が除外できれば「典型的前兆を伴う片頭痛」の可能性があります．本症例では，24歳時に転倒事故をきっかけに頭痛が増加し，**頭痛に伴って麻痺をくり返すようになっている**ことが特徴です．さらに麻痺を含む神経学的症状が時間とともに徐々に進展し，**はじめの3回はしばらくしてから消失している点にも注目する必要があります．**

3 鑑別の流れ

　麻痺を含めた神経症状を伴っていますので，まずは一過性脳虚血発作や脳梗塞，てんかん，低血糖などの可能性がないかどうかについて，画像診断や脳波，血液検査を含めて十分な精査が必要です．また，本症例では転倒事故による頭部打撲を機に頭痛が悪化しています．近年，頭部外傷後の頭痛に対して関心が高まっており，頭部外傷に起因する3カ月を超える頭痛である「頭

部外傷による持続性頭痛」はその代表ですが，他にも起立性頭痛を呈する「脳脊髄液瘻性頭痛」なども重要な鑑別疾患です．また，片頭痛もしばしば頭部外傷を機に増悪することを経験しますし，特に片麻痺性片頭痛では頭部外傷を機に発症することが報告されています[1]．麻痺を含め，片頭痛の前兆症状は，**皮質拡延性抑制（cortical spreading depression：CSD）**によって起こるとされています．CSDとは大脳皮質においてニューロンとグリアの過剰興奮に引き続いて生じる電気活動抑制が1分間に数mmの速度で大脳皮質を伝播する現象であり，CSDが運動野に到達すると麻痺などの運動症状が出現します．

ヒントを引き出す 質問のコツ

　麻痺を含めた症状が，時間経過のなかでどのように進んでいくか，時間の流れを意識することが重要です．片麻痺性片頭痛の運動症状はCSDを反映した症状ですので一般的には突然症状が現れて完成するわけではなく，CSDの伝播に伴って5分以上かけて徐々に進展し，失語などの他の前兆症状などを含めた症状が引き続いて生じることに注意する必要があります．一方で，ときに突然症状が出現する症例を経験します．実際に突然症状が出現したのか，症状は徐々に進展していたものの，気がついた時点で症状が完成していたのかは明らかではありませんが，頭痛に伴って麻痺を認めるケースでは片麻痺性片頭痛を鑑別の1つにあげることが重要と思われます．

診断　1.2.3.2 孤発性片麻痺性片頭痛

4　治療・経過

　本症例では，受診時に麻痺が持続していたため入院で経過観察することになりました．片麻痺性片頭痛では，頭痛が重度の場合や，本症例のように麻痺が持続する場合，また脳幹性前兆に伴う意識レベル低下などを認める場合にはしばしば入院が必要になり，脱水を避けるために十分な輸液を行いながら経過観察します．**片麻痺性片頭痛の予防治療は基本的には通常の片頭痛治**

療に準じて行うことになりますが，**片麻痺性片頭痛や脳幹性前兆を伴う片頭痛では，発作頻度が低い場合でも予防療法を考慮することが必要になります**．入院後に片頭痛予防薬であるロメリジン 20 mg/ 日を開始しました．予防薬の選択についてはエビデンスが限られていますが，筆者はトピラマート*やガバペンチン*などの抗てんかん薬をよく用います．その他，ベラパミル**，アミトリプチリン**なども有効である可能性が示唆されています（*保険適用外，**適応外使用）．一方，カルシトニン遺伝子関連ペプチド（CGRP）関連抗体薬については基本的には血液脳関門を通過しないため中枢神経系への移行はなく，中枢メカニズムであるCSDへの影響はないとされていますが，筆者は片麻痺性片頭痛症例に対してCGRP関連抗体薬を使用して頭痛のみならず麻痺の頻度が減少した症例を経験しています[2]．

　本症例は，入院後に徐々に麻痺は改善したものの頭痛発作が連日出現しました．**片麻痺性片頭痛および脳幹性前兆を伴う片頭痛では，片頭痛性脳梗塞や前兆を増悪させる懸念からトリプタンやエルゴタミンの使用が禁じられており，添付文書上も禁忌になっています**．このため，頭痛発作時にはアセトアミノフェンおよびドンペリドンで対応しました．入院4日目に再び頭痛を伴う右半身麻痺が出現し，頭痛が高度であったためラスミジタン 100 mg を投与しました．**ラスミジタンはセロトニン 1B 受容体への作用がなく，セロトニン 1F 受容体へ特異的に作用するため片麻痺性片頭痛でも使用が可能であり**，本症例でもラスミジタン投与後，頭痛は2時間以内に消失しました．右上肢の軽度の脱力および握力低下は持続していましたが，頭痛が安定したため入院7日目に退院しました．

処方例（図1）

① **ロメリジン**（ミグシス®）錠　5 mg　1回2錠　1日2回　朝夕食後　7日分

② **アセトアミノフェン**（カロナール®）錠　200 mg　1回2～3錠　頭痛時　5回分

③ **ドンペリドン**（ナウゼリン®）錠　10 mg　1回1錠　頭痛時　5回分

④ **ラスミジタン**（レイボー®）錠　100 mg　1回1錠　片頭痛発作時　5回分

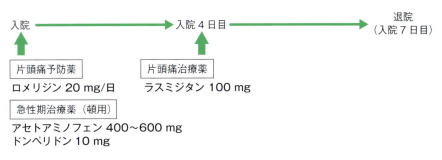

図1 本症例の処方

5 解説

　本症例は，過去に典型的前兆を伴う片頭痛を有し，頭部外傷を機に麻痺を伴う頭痛をくり返した片麻痺性片頭痛症例です．片麻痺性片頭痛を診断する際には，麻痺を呈する他疾患の除外が重要になりますが，疾患の認知度の低さから診断に至っていないケースも多く存在する可能性があります．片麻痺性片頭痛は，何らかのトリガーによって発症することがあり，頭部外傷を機にした発症がよく知られています．運動症状である可逆性麻痺を含めた，視覚症状，感覚症状，および言語症状が時間を追って出現します．一般的に，これらの前兆症状は，CSDが20〜30分ほどかけて後頭葉から前方へ伝播するのに伴って視覚症状，感覚症状，運動症状という順で出現すると考えられていますが，筆者の経験では症状出現順は多様性に富んでおり，さまざまなパターンを認めます．また，片麻痺性片頭痛発作では視覚前兆は伴わないことも多く経験します．当院頭痛センターにおける片麻痺性片頭痛69例についての各前兆症状の内訳を図2に示します．

　運動麻痺（脱力）の出現部位や出現順位も個人差があり変化に富みますが，筆者の経験では，片側の手先から始まり，前腕，上腕，舌および顔面，足，下腿の順で20〜30分かけて進行するケースが多いようです．一般的に前兆は頭痛に先行して始まり，麻痺は頭痛と反対側に出現するとされていますが，筆者の経験では，頭痛が先行するケースも多く頭痛と麻痺が同側のケースもしばしば経験します．また，必ずしも麻痺は片側ではなく，症状が対側に及

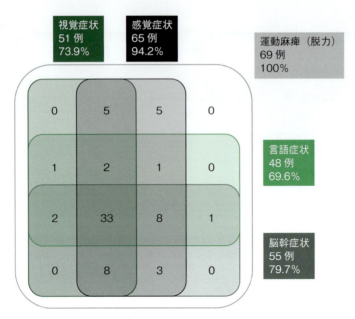

図2 当院における片麻痺性片頭痛の前兆症状の内訳

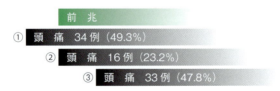

図3 当院における片麻痺性片頭痛と前兆の時間的関係
＊複数回答あり
①頭痛が前兆より先に生じた例
②頭痛と前兆が同時に生じた例
③頭痛が前兆より後に生じた例

んで両側性となるケースも経験します．さらに麻痺は一般的には可逆性であるものの，ときに何週間も続くことがあります．ただし長期間続く麻痺でも頭痛発作の際には増悪し，麻痺と頭痛に関連を認めることがほとんどです．当院での片麻痺性片頭痛症例についての頭痛と前兆の時間的関係について図3に示します．

片麻痺性片頭痛では，*CACNA1A*，*ATP1A2*，*SCN1A*，*PRRT2*の遺伝子

異常が報告されていますが，これらの遺伝子異常を認めないケースも多く経験します．遺伝子検査は診断に必須ではありませんが，異常が認められればより診断が確からしいものになると考えられます．片麻痺性片頭痛は稀な疾患であり，認知度が低いため確定診断までに時間がかかるケースがしばしばあります．その存在を認識し鑑別にあがってこなければ診断がつきません．頭痛外来ではときに認めるため，しっかりと認識しておくべき頭痛疾患です．

（團野大介）

■ 文献

1）Russell MB & Ducros A：Sporadic and familial hemiplegic migraine：pathophysiological mechanisms, clinical characteristics, diagnosis, and management. Lancet Neurol, 10：：457-470, 2011

2）Danno D, et al：Treatment of hemiplegic migraine with anti-calcitonin gene-related peptide monoclonal antibodies：A case series in a tertiary-care headache center. Headache, 63：984-989, 2023

第1章 ケースファイル

CASE
⑤
50歳，女性，つらい頭痛が増えました…毎日のように頭痛があります

50歳女性．幼少期より頭痛もちであった．当初は片側性，拍動性の頭痛であったが，40代後半から頻度は徐々に増えてきており，性状としても両側性，非拍動性のものもみられるようになった．直近の半年はほぼ連日性の頭痛を認めている．寝込むことが増え，また会社の欠勤なども目立つようになったため，受診した．

1 現病歴とこれまでの経過

病　歴 幼少期から頭痛を認めていた．頭痛の部位は左＞右の片側性，性状は拍動性，頭痛の強度は6〜8/10程度であり，市販のNSAIDsを内服しない場合は4時間以上続く．前兆はない．悪心はあるが嘔吐はなく，光過敏および音過敏を認める．頻度については，40代前半までは頭痛は月に3〜5回程度であったが，40代後半からは徐々に増加してきている．当初認めていた頭痛以外に，両側性・頭全体が締めつけられるような頭痛を認める日も増えてきている．直近の半年については，頭痛はほぼ連日起きるようになった．薬に頼りたくないという気持ちもあり，市販のNSAIDsについては月に8錠程度までに留めている．直近の5年間で体重が15 kg増え，現在は70 kgである．寝込んでしまう機会も増え，会社も欠勤せざるを得ないことが増えてきた．

身体所見 特記すべきものなし　身重155 cm，体重70 kg

血液検査 異常なし

2 まず考えること・聞くべきこと

正確な頭痛日数の把握のためには頭痛ダイアリーが必要となりますが，初診時は頭痛ダイアリーをつけていない患者が多いと思います．頭痛日数が多

36　頭痛診療が劇的に変わる！

い患者の場合は「月あたり何日頭痛がありますか？」ではっきりしない場合，「頭痛がなかった日は1カ月に何日ありましたか？」と聞いてあげると，月間頭痛日数（monthly headache days：MHD）がはっきりすることもあります．

若い頃から認めている頭痛は「前兆のない片頭痛」の診断基準を満たしています．頭痛頻度が徐々に増加してきたとのことですが，片頭痛は慢性化すると，性状や強度が非典型的になる場合がしばしばあります．片頭痛の特徴をもった頭痛の頻度，すなわち，**月間片頭痛日数（monthly migraine days：MMD）が何日程度あるのかを把握していくことも重要となります．**

3 鑑別の流れ

身体所見からは二次性頭痛は疑われませんでした．初診の外来で頭痛ダイアリーを渡し，次回外来（4週間後）まで記入してもらうことにしました．トリプタン製剤を10回分処方し，頭痛に効果を示すのか確認することにしました．トリプタン製剤については「頭痛が生じたらなるべく15分以内，遅くとも1時間以内に内服するように心がけてください」，「原則として3回以上使用いただき，効果については2時間後の頭痛の改善や消失を指標にするように」，また「薬剤の使用過多による頭痛（medication overuse headache：MOH）に陥らないよう，トリプタン製剤を含めた急性期治療薬の内服は月に10日までに留めるように」と伝えました．

初診時の血液検査，再診外来までの間に施行した頭部MRIからも二次性頭痛は否定的でした．4週間後の再診時に，トリプタン製剤の効果について確認したところ，6回使用して5回は効果を認めており，NSAIDsよりも効果が強かったとのことでした．無効であった1回については我慢をしすぎたために内服のタイミングが遅くなったとのことでした．内服のタイミングを早めにすることを心がけるよう指導しました．

頭痛ダイアリーを確認したところ，MHDは26，MMDは20であることがわかりました．月に15日以上の頭痛があり，そのうちの8日以上が片頭痛の特徴を有している（あるいはトリプタンを使用している）ため，慢性片頭痛と診断しました（表1）．

表1 慢性片頭痛の診断基準

A.	片頭痛様または緊張型頭痛様の頭痛が月に15日以上の頻度で3カ月を超えて起こり，BとCを満たす
B.	1.1「前兆のない片頭痛」の診断基準B〜Dを満たすか，1.2「前兆のある片頭痛」の診断基準BおよびCを満たす発作が，併せて5回以上あった患者に起こる
C.	3カ月を超えて月に8日以上で，下記のいずれかを満たす ①1.1「前兆のない片頭痛」の診断基準CとDを満たす ②1.2「前兆のある片頭痛」の診断基準BとCを満たす ③発症時には片頭痛であったと患者が考えており，トリプタンあるいは麦角誘導体で改善する
D.	ほかに最適なICHD-3の診断がない

「国際頭痛分類 第3版」（日本頭痛学会・国際分類委員会/訳），p10，医学書院，2018より転載

質問のコツ

> アロディニアについて，「軽く触れたり，髪をとかしたりするだけで痛みを感じることがありますか？」，「普段であれば触って熱すぎないものを熱く感じる，逆に冷たすぎないものを冷たく感じたりすることはありますか？」と聞いたりしています．筆者の経験では，外国人患者さんの方が日本人患者さんよりもアロディニアを訴えることが多いと感じております．

診断 1.3 慢性片頭痛

4 治療・経過

　慢性片頭痛に対して，急性期治療薬であるトリプタンのみではなく，予防療法も必要と考えられました．片頭痛の病態機序に即した予防療法であるカルシトニン遺伝子関連ペプチド（CGRP）関連抗体薬の作用機序，一般的な効果（50％レスポンダーが約5割，100％レスポンダーが約1割），出現しうる副作用（注射部位反応が2〜3割程度，抗CGRP受容体抗体の場合は便秘が2割程度，稀な副作用としてアナフィラキシー），値段（1月あたり約13,000円）について説明しました．上市されている3種類の抗体製剤についての違

いを説明し，それぞれの製剤のパンフレットをお渡しして今後使用されたいか次回外来までに考えてくるようにお伝えしました．

CGRP関連抗体薬についての導入基準は，「**①月間片頭痛日数が4日以上**」，「**②従来の予防薬の失敗数が1剤以上**」と規定されているため，予防薬の処方歴のない本患者においては，まずは従来の予防薬であるロメリジン5 mg 1日2回を開始しました．2カ月後の再診ではMHDは26→24，MMDは20→18であり，多少の効果は認めたものの，不十分であると判断いたしました．ご本人が希望されたCGRP関連抗体薬を導入することにしました．CGRP関連抗体薬開始後は初月よりMHD/MMDは7日，3カ月後にはMHD/MMDは5日まで減りました．発作がないとき（発作間欠期）に感じていた「また頭痛が生じたらどうしよう」という予期不安についてもなくなったとのことでした．

処方例（図1）

① **ロメリジン**（ミグシス®）錠　5 mg　1回1錠　1日2回　朝夕食後
② **エレトリプタン**（レルパックス®）錠　20 mg　1回1錠　頭痛時　10回分
③ **フレマネズマブ**（アジョビ®皮下注225 mgシリンジ）　225 mg　月に1回　病院にて皮下注射

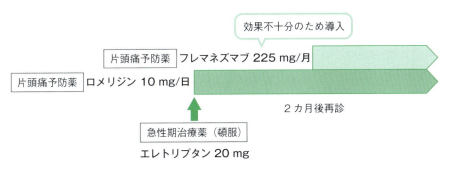

図1　本症例の処方

5 解説

1カ月あたり15日以上の頭痛がある月が3カ月を超えて続き，そのうち片

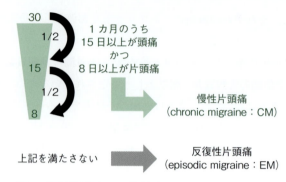

図2 慢性片頭痛，反復性片頭痛の定義

　頭痛の特徴を持つ頭痛が月に8日以上ある場合,「慢性片頭痛」と診断されます．片頭痛の特徴ですが,「前兆のない片頭痛」,「前兆のある片頭痛」の特徴の代表的なポイントを満たすこと，あるいは「発作時には片頭痛であったと患者が考えており，トリプタンで改善する」ものとなっております．15，8という数字の覚え方ですが，1月を30日とすると，その半分が15，そのまた半分の7.5を四捨五入した8と考えると，覚えやすいかもしれません（図2）.「慢性片頭痛」の診断基準を満たさない頭痛が「反復性片頭痛」となります．
　慢性片頭痛の有病率は2％と報告されています[1]．反復性片頭痛の患者のうち，年間2.5〜3.1％が慢性片頭痛に移行することが報告されています[2]．誤解したくない点としては，**年齢が高くなるに連れて大半の患者が慢性化するわけではない**ということです．慢性片頭痛から反復性片頭痛に戻る患者もいますし，閉経を迎えると片頭痛は落ち着く場合が多いです．米国で行われたAmerican migraine prevalence and prevention（AMPP）試験において同一患者の頭痛日数を3年間にわたりフォローしたところ，ベースラインにおいて慢性片頭痛であった患者のうち，その後の2年間も慢性片頭痛であった患者は34％，2年間ともに反復性片頭痛であった患者は26％であったと報告されております．同研究において，アロディニアがないことが反復性片頭痛へ移行する予測因子でした[3]．
　慢性化に関連する因子としては，表2のような因子が報告されております[1]．カフェイン摂取，肥満，ストレスの多い生活など，慢性化を防ぐために介入可能な因子もあります．

表2 慢性片頭痛へ移行・改善させる因子

○反復性片頭痛から慢性片頭痛へ移行させる因子

肥満
いびき
睡眠障害
カフェインの過剰摂取
精神疾患
高いベースラインの頭痛日数
急性期治療薬の過剰摂取
生活の大幅な変化
頭頸部の外傷
皮膚アロディニア
女性
疼痛の共存症
低所得

○慢性片頭痛を反復性片頭痛へ移行させる因子

片頭痛予防療法の順守
低いベースラインの頭痛日数
皮膚アロディニアがないこと
運動
過剰摂取している急性期治療薬からの離脱

文献1より引用

表3 米国頭痛学会の予防薬のコンセンサス

Ⓐ 提案（Offer）

頭痛日数	生活支障度
≧6	－
≧4	＋
≧3	＋＋

Ⓑ 考慮（Consider）

頭痛日数	生活支障度
4～5	－
3	＋
2	＋＋

月に3日以上頭痛があり，かつ生活支障度を認めている場合や，生活支障度がなくても月に6日頭痛を認めている場合は，予防薬を提案する.

　今回の患者においては，初診時はトリプタンのみ処方でしたが，頭痛日数も多いため，患者の希望があった場合・早期から改善を求める場合，初診時からトリプタン製剤のみではなく，予防療法も同時に処方するケースも多いです．今回は正確な頭痛日数を把握する，頭部MRI・血液検査などで二次性頭痛を再診時までに確認する，トリプタン製剤の反応をみてから予防薬を選択することを考え，初診時はトリプタン製剤のみの処方としました.

　「頭痛の診療ガイドライン2021」[4] では，予防薬については生活に支障をきたす頭痛が月に3日以上ある患者では実施について検討することが進められています．米国頭痛学会のコンセンサスステートメントで推奨されている基準を表3に示します[5]．慢性片頭痛の場合は原則として予防薬が適応になることがわかるかと思います.

　予防薬は種類が多いですが，その選択については共存症や副作用も勘案しながら選択していきます．表4に一例を示しますが，ロメリジンは比較的副作用の少ない予防薬であるため，使用しやすい処方かと思われます．実際に日本において最も処方されている予防薬であることが報告されています[6].

表4 従来の予防薬の使い分け

	プロプラノロール	アミトリプチリン	バルプロ酸	ロメリジン
妊娠の可能性あり	○	○	×	×
高血圧症を合併	◎	○	○	◎
血圧が低め	×	○	○	×
抑うつ傾向を合併	×	◎	○	○
てんかんを合併	○	○	◎	○
喘息, 心不全を合併	×	○	○	○
緑内障, 前立腺肥大症を合併	○	×	○	○

◎：共存症の治療としても有用な薬剤, ○：使用可能な薬剤, ×：使用しないほうがよい薬剤

　CGRP関連抗体薬は，「①月間片頭痛日数が4日以上」，「②従来の予防薬の失敗数が1剤以上」で使用可能です．慢性片頭痛に対するCGRP関連抗体薬の使用の場合，自施設のデータからは3カ月時の50％レスポンダーレート（片頭痛日数がベースラインの半数よりも低下した割合）は44.4％〜48.1％と報告されています[7,8]．レスポンダーレートの値は反復性片頭痛と比較すると低めとなります．一方，片頭痛日数の低下の絶対値については，慢性片頭痛では反復性片頭痛よりも大きいことが一般的です．CGRP関連抗体薬の使用によって，片頭痛日数のみではなく，生活支障度が改善すること，また本患者のように発作間欠期の予期不安を改善することもしばしば経験します．

　片頭痛はヘテロな疾患であり，CGRPが関与する患者もいれば，関与が乏しい患者もいると思われます．CGRP関連抗体薬は前者には著効し，後者には効果は乏しいのでしょうが，現時点ではCGRPの正確な測定方法は確立されておりません．筆者の施設では，「年齢が高い患者」が効果を示しやすく，「予防薬失敗数の多い患者」，「免疫系疾患の既往・合併のある患者」では効果が乏しいと報告しています[9]が，例外の患者も散見され，完全に予測することは困難です．値段（保険が適用されて1カ月あたり13,000円程度）が導入のハードルになることが多く，効果を認める患者にとっては安く感じることが多いと思いますが，効果が乏しい患者にとっては高く感じることが多いでしょう．「まずは3カ月使用して効果があるかみてみましょう．効果がなかったらやめてもよいです」と伝えることで，本薬剤の導入のハードルを低めに

設定し，多くの患者に導入してもらい，効果を実感してもらうことが重要なのではないかと思います．そのようにすることで，恩恵を受ける患者を見落とさないことが重要です．効果判定の期間は，反復性片頭痛の場合は3カ月，慢性片頭痛の場合は3～6カ月が1つの基準と考えます．患者にとって費用対効果を満たせば継続し，効果があっても費用対効果を満たさなければ中止すればよいのではないかと考えます．

（滝沢　翼）

■ 文献

1） Schwedt TJ：Chronic migraine. BMJ, 348：g1416, 2014
2） Xu J, et al：Predictors of episodic migraine transformation to chronic migraine: A systematic review and meta-analysis of observational cohort studies. Cephalalgia, 40：503-516, 2020
3） Manack A, et al：Rates, predictors, and consequences of remission from chronic migraine to episodic migraine. Neurology, 76：711-718, 2011
4） 「頭痛の診療ガイドライン2021」（日本神経学会，他／監，「頭痛の診療ガイドライン」作成委員会／編），医学書院，2021
5） Ailani J, et al：The American Headache Society Consensus Statement：Update on integrating new migraine treatments into clinical practice. Headache, 61：1021-1039, 2021
6） Takizawa T, et al：Treatment patterns and characteristics of patients with migraine：results from a retrospective database study in Japan. The journal of headache and pain, 25：19, 2024
7） Takizawa T, et al：Real-world evidence of galcanezumab for migraine treatment in Japan：a retrospective analysis. BMC neurology, 22：512, 2022
8） Ohtani S, et al：Real-world evidence of fremanezumab for treating migraine in Japan：a retrospective study. BMC neurology, 23：404, 2023
9） Ihara K, et al：Predicting response to CGRP-monoclonal antibodies in patients with migraine in Japan：a single-centre retrospective observational study. The journal of headache and pain, 24：23, 2023

第1章 ケースファイル

CASE 6 22歳，女性，毎月生理痛の頭痛がひどいです！？

22歳の女性，大学生．19歳頃から月経時に腹痛，頭痛を自覚するようになった．当初は市販の鎮痛薬がよく効いていたが徐々に効きづらくなり，ときどき寝込んでしまうことがある．今後就職を控えていて仕事に影響しないか心配とのことで受診した．患者は「生理痛のみで頭痛はない」と言っている．

1 現病歴とこれまでの経過

現病歴 初潮は12歳．月経は規則的で18歳頃までは「生理痛」は軽度で気にならない程度だった． 20歳頃から月経時にみられる腹痛と頭痛に対して市販の一般鎮痛薬を使用するようになった．徐々に鎮痛薬が効きづらくなり，月経時は痛みのため授業や課題に集中できずに寝込んでしまうことがあり，生活に支障をきたすようになった．近医婦人科を受診し月経困難症の診断を受けたが，その際に頭痛外来を紹介され受診した． 今回まで病院を受診したことはなかった．

家族歴・既往歴 特記事項なし

アレルギー なし

所 見 診察時に頭痛はない．一般身体所見と神経学的所見に明らかな異常はなかった．頭部MRI検査，血液検査にも明らかな異常なし

2 まず考えること・聞くべきこと

　患者は問診の際に「生理痛はありますが，頭痛はありません」と訴えていました．具体的にどのような状態なのか確認すると「生理痛」と認識する重度の腹痛と頭痛があり，これらは必ずしも同時に起こるわけではなく，頭痛だけで寝込むことがありました．

44　頭痛診療が劇的に変わる！

頭痛が起こる時期は月経がはじまる前日もしくは月経1〜2日目で，発作性にはじまり半日から1日中続いていました．頭痛が月経時以外にみられることはなかったことから，患者は「生理痛」と考えていました．また，家族内でも，母や姉にも月経時に頭痛があり，患者にとって「生理痛」として頭痛を伴うのは一般的なことと捉えていました．頭痛患者では頭痛の家族歴の聴取が重要ですが，このように，具体的に尋ねないとわからない場合もあります．

頭痛発作には前兆症状はなく，性状はズキズキと拍動性の痛みで，痛む部位は右側のこめかみ部分が多いようでしたが，ときに左や両側，頭全体といつも同じではありませんでした．発作中はパソコンの画面がまぶしくて注視できず，周囲の音や他人の会話が耳障りとなり，友人のタバコや香水のにおいで気分が悪くなっていました．頭痛の最中は動くと頭に響き悪化することから，薬が効かないと寝込んでしまい，学校を休まなければならないこともありました．

3 鑑別の流れ

慢性経過の発作性頭痛ですが，徐々に「生理痛」である頭痛の程度が悪化していると訴えていることから，二次性頭痛を否定するため頭部画像検査や血液検査を計画します．本症例は，一般身体所見や神経学的所見で器質的疾患を疑う明らかな異常所見を認めず，頭部MRI検査や血液検査でも異常がなかったことから，**一次性頭痛**と判断しました．

頭痛は19歳頃から毎月認め（これまで5回以上の発作がある），持続時間は12〜24時間で，性状は拍動性，程度は中等度〜重度で日常的な動作で悪化するため寝込むことがあること，随伴症状として悪心，光過敏・音過敏を認めること，明らかな前兆症状を伴わないことから，「国際頭痛分類 第3版」（ICHD-3）の1.1「**前兆のない片頭痛**」の診断基準を満たしました[1]．

一部の女性片頭痛患者では，頭痛発作が月経周期と関連していることが知られています．疾患概念はまだ確立されていませんが，ICHD-3「付録」の項目に片頭痛の下位項目として，月経の期間だけに発作が起こる**A1.1.1「前兆のない純粋月経時頭痛」**と，月経の期間とそれ以外の時期にも起こる**A1.1.2「前**

表1 「A.1.1.1 前兆のない純粋月経時片頭痛」,「A.1.1.2 前兆のない月経関連片頭痛」,「A.1.1.3 前兆のない非月経時片頭痛」の診断基準（ICHD-3）

A1.1.1　前兆のない純粋月経時片頭痛
A. 月経のある女性（注①）にみられる発作で，1.1「前兆のない片頭痛」の診断基準とBを満たす
B. 発作は月経3周期中2周期以上で月経（注①）開始日（Day1）±2日（すなわち月開始2日前から3日目まで）（注②）にのみ生じ，その他の時期には発作を認めないことが確認されている（注③）
A1.1.2　前兆のない月経関連片頭痛
A. 月経のある女性（注①）にみられる発作で，1.1「前兆のない片頭痛」の診断基準とBを満たす
B. 発作は月経3周期中2周期以上で月経（注①）開始日（Day1）±2日（すなわち月開始2日前から3日目まで）（注②）に生じ，その他の時期にも発作を認めることが確認されている（注③）
A1.1.3　前兆のない非月経時片頭痛
A. 月経のある女性（注①）にみられる発作で，1.1「前兆のない片頭痛」の診断基準とBを満たす
B. 発作はA1.1.1「前兆のない純粋月経時片頭痛」またはA1.1.2「前兆のない月経関連片頭痛」の診断基準Bを満たさない

注① ICHD-3の目的上，正常な月経周期，あるいは混合ホルモン経口避妊薬または周期的ホルモン補充療法における外因性プロゲストゲン使用中止により生じる子宮内膜出血を月経とする．
注② 月経初日をDay1とし，その前日をDay-1とする．Day0はない．
注③ 臨床診断に必須ではないが，研究目的として，前向きの頭痛日誌の使用が勧められる．
「国際頭痛分類 第3版」（日本頭痛学会・国際分類委員会／訳），p191，医学書院，2018より改変して転載

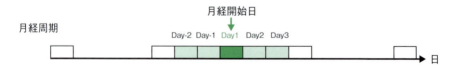

図1　診断基準内で定義されている月経時片頭痛の期間

兆のない月経関連片頭痛」が掲載されています．ここでは月経時の片頭痛は，月経開始日±2日の時期に発作が多いことが示されており，その診断のためには少なくとも月経3周期で発作の状況を確認する必要があります（表1，図1）[1]．

第1章　case6

> **ヒントを引き出す 質問のコツ**
>
> 　患者さんによっては，自身の片頭痛発作が月経に関連してみられることに気づいていない場合もあります．また，もしかしたら自分から進んで月経のことを話しづらい方もいるかもしれません．そんな場合は，患者に頭痛ダイアリーへ月経も必ず記載するように依頼し，再診時にダイアリーをコミュニケーションツールとして用いると聞き出しやすいでしょう．頭痛ダイアリーには後述の図3のように生理を記載する欄があります．

4 治療・経過

　頭痛発作の頻度は月に1〜2日程度であったため，初診時の治療方針としては急性期治療のみとしました．発作は一般鎮痛薬が奏功しない中等度以上の重症度であったことから，「頭痛の診療ガイドライン2021」で推奨されている「stratified care（層別治療）」の考え方にもとづきトリプタンを提案しました．初回の薬剤として，作用の発現が早く効果が強いことを希望されたため，リザトリプタンを選択しました．リザトリプタンの効果が乏しい場合や同時に月経に伴う腹痛がみられる場合の対応を想定して一般鎮痛薬であるロキソプロフェンを，随伴症状の消化器症状に対して制吐薬であるメトクロプラミドを併せて処方しました．リザトリプタンは服薬後2時間の状態で効果を判定し，頭痛が改善していなければもう1錠追加するか，もしくはロキソプロフェンを追加するように説明しました．また，頭痛が悪化して我慢できない場合は，リザトリプタンの服薬から間を空けなくてもロキソプロフェンを追加してもよいことも伝えました．

処方例（図2）

① **リザトリプタン**（マクサルト®）**錠**　20 mg　1回1錠　片頭痛時　3回分
② **ロキソプロフェン**（ロキソニン®）**錠**　60 mg　1回1錠　頭痛時　10回分
③ **メトクロプラミド**（プリンペラン®）**錠**　5 mg　1回1錠　嘔気時　10回分

47

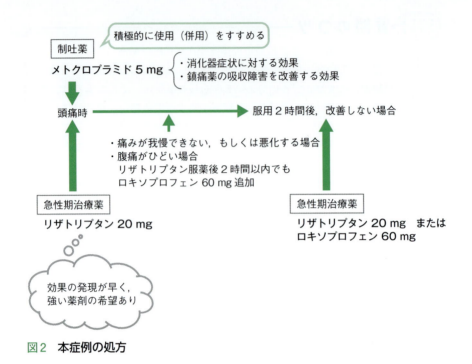

図2 本症例の処方

■ 経過

　4週間後の診察時に頭痛ダイアリーを確認しました（図3）．頭痛発作は月経開始前日から月経開始後2日目まで連続してみられ，月経時以外にも1日軽度の拍動性頭痛を認めていました．急性期治療薬として，リザトリプタンとメトクロプラミドを2回使用していましたが，いずれも副作用なく有効で，1日はロキソプロフェンのみで効果がありました．以後2カ月の経過でも月経時，月経時以外に頭痛発作を認め，A1.1.2「前兆のない月経関連片頭痛」であると診断しました．観察中は月経時以外の頭痛は軽度で鎮痛薬を必要としませんでした．急性期治療薬を月に2～3日適切に使用することで頭痛発作はコントロールできるようになり，学校を休むことはなくなりました．今後発作頻度が増える場合は，予防療法を考慮したほうがよいことについても説明しています．

第1章　case6

日付	生理	頭痛の程度 午前 午後 夜			影響度	MEMO (頭痛のタイプ, はき気, 前ぶれ, 原因など)
X/1 (月)	痛 薬	—	—	—	—	
/2 (火)	痛 薬	+	+	—	+	重 うっとうしいが 我慢でき薬は使用せず
/3 (水)	痛 薬	╫	╫╫ ╫ (リ)(メ)	+	╫	脈は午前中から午後にかけて悪化. 薬は良く効いた.
/4 (木)	痛 薬	╫╫ (リ)(メ)	+	—	╫╫	脈は起床時より 薬は良く効いた. 腹痛 (+)
/5 (金)	痛 薬	(ロ)	—	—	—	脈 軽かったので(ロ)に. 腹痛 (+) も改善
/6 (土)	痛 薬	—	—	—	—	
/7 (日)	痛 薬	—	—	—	—	
/8 (月)	痛 薬	—	—	—	—	
/9 (火)	痛 薬	—	—	—	—	
/10 (水)	痛 薬	—	—	—	—	
/11 (木)	痛 薬	—	—	—	—	
/12 (金)	痛 薬	—	—	—	—	
/13 (土)	痛 薬	—	—	—	—	
/14 (日)	痛 薬	—	—	—	—	

日付	生理	頭痛の程度 午前 午後 夜			影響度	MEMO (頭痛のタイプ, はき気, 前ぶれ, 原因など)
/15 (月)	痛 薬	—	—	—	—	
/16 (火)	痛 薬	—	—	—	—	軽い脈 薬を飲む程ではなかった.
/17 (水)	痛 薬	—	—	—	—	
/18 (木)	痛 薬	—	—	—	—	
/19 (金)	痛 薬	—	—	—	—	
/20 (土)	痛 薬	—	—	—	—	
/21 (日)	痛 薬	—	—	—	—	
/22 (月)	痛 薬	—	—	—	—	
/23 (火)	痛 薬	—	—	—	—	
/24 (水)	痛 薬	—	—	—	—	
/25 (木)	痛 薬	—	—	—	—	
/26 (金)	痛 薬	—	—	—	—	
/27 (土)	痛 薬	—	—	—	—	
/28 (日)	痛 薬	—	—	—	—	

あなたの頭痛を記録しましょう

ドクターから患者さまへ

痛み止め：
①リザトリプタン：2時間後
　もう1T O.K.
②ロキソニン：①が効果なければ
　　　　　　　追加して
嘔気止め：
③メトクロプラミド
①～③併用可. 単独も可

自由記載欄 (左の欄に書ききれなかったこと, 薬の効果, 副作用等についてもお書きください。)

・生理以外のときに軽い頭痛があった.
　排卵期だろうか？

・いつもなら寝込んでいたが, 薬が良く効いた

図3　頭痛ダイアリー

重：重い痛み, 脈：脈打つ痛み, き：吐き気
リ：リザトリプタン, メ：メトクロプラミド

診断 **1.1 前兆のない片頭痛**
A1.1.2 前兆のない月経関連片頭痛

5 解説

　本症例のように，女性の片頭痛患者さんが月経時の頭痛を「生理痛」と認識していることは少なくありません．頭痛ダイアリーの記録を用いた研究から，**月経周期に関連した一次性頭痛は片頭痛であり，その多くは「1.1 前兆のない片頭痛」であることが報告されています**[3,4]．しかし，月経時片頭痛は独立した疾患概念としてはまだ不明確であることから，現行のICHD-3では「付録」に記載されるにとどまっています．

　月経時の片頭痛発作は，月経期間外の発作に比べてより持続時間が長く，重度の悪心や嘔吐を伴って重症化しやすいため難治性となる傾向があります[5]．悪心などの消化器症状を伴う場合は，メトクロプラミドやドンペリドンなどの制吐薬を積極的に併用したほうがよいでしょう．月経時片頭痛の急性期治療については，「頭痛の診療ガイドライン2021」で「過去の発作でNSAIDsの効果がない場合はトリプタンが推奨される」と記載されています．本症例ではリザトリプタンを処方しましたが，**1日に何度も発作をくり返す場合は，効果の持続時間の長いナラトリプタンを選択**するとよいでしょう．このように，トリプタンは薬剤ごとに特徴はありますが，臨床効果や嗜好は個人差があるため，患者ごとに反応性をみながら合う薬剤を検討しなければなりません．トリプタン単独で鎮痛効果が不十分な場合は一般鎮痛薬を併用するとよい場合もあります．

　月経が規則的で，ある程度頭痛発作の時期が予測できる場合は，月経周期にあわせて短期的な予防療法を提案することもあります．

（石﨑公郁子）

■ 文献

1）「国際頭痛分類 第3版」（日本頭痛学会・国際頭痛分類委員会／訳），医学書院，2018
2）「頭痛の診療ガイドライン2021」（日本神経学会，他／監，「頭痛の診療ガイドライン」作成委員会／編），医学書院，2021

3） MacGregor EA & Hackshaw A：Prevalence of migraine on each day of the natural menstrual cycle. Neurology, 63：351-353, 2004

4） 五十嵐久佳：月経に伴う片頭痛．診断と治療，90：877-882，2002

5） KG Vertvik & MacGregor EA：Menstrual migraine: a distinct disorder needing greater recognition. Lancet Neurol, 4：304-315, 2021

第**1**章 ケースファイル

CASE 7
42歳，女性，頭痛が心配で毎朝鎮痛薬を飲んでいます．大丈夫でしょうか？

42歳女性．これまで頭痛での受診歴はない．20代より頭痛もちであったが，出産を契機に頭痛が悪化した．市販の複合鎮痛薬を連日内服するようになり，内服頻度も1日2回〜3回まで増加した．頭痛の性状が当初より変化し，頻度もほぼ連日となってきたため受診した．

1 現病歴とこれまでの経過

病　歴 20代より頭痛もちであるが病院の受診歴はない．当初は頭痛の頻度は月に2日程度と少なかったが，出産を契機に30代半ばより頭痛頻度が徐々に増加し，月の半分以上認めるようになった．それに伴い市販の複合鎮痛薬を内服する頻度も増えていった．頭痛発作がくることが不安であるため，頭痛がなかったとしても毎朝起床時に鎮痛薬を内服する習慣となった．頭痛は両側性・非拍動性であり，ほぼ連日認めるようになった．内服回数も1日2〜3回程度まで増えた．随伴症状については，頭痛の程度が強いときには悪心を認めているが，光過敏と音過敏については軽度あるのみである．

身体所見 特記すべきものなし

脳MRI 異常なし

血液検査 異常なし

2 まず考えること・聞くべきこと

　もともと頭痛もちであった患者が，複合鎮痛薬を連日内服しており，月に15日以上の頭痛を認めております．各種検査で異常はみられず，「薬剤の使用過多による頭痛（Medication-overuse headache：MOH）」が考えらえます．治療を考えるうえでMOHの背景の頭痛について把握することが重要で

頭痛診療が劇的に変わる！

第1章　case7

表1　複合鎮痛薬乱用頭痛の診断基準

8.2 薬剤の使用過多による頭痛（薬物乱用頭痛，MOH）
A.　以前から頭痛疾患をもつ患者において，頭痛は1カ月に15日以上存在する
B.　1種類以上の急性期または対症的頭痛治療薬を3カ月を超えて定期的に乱用*している
C.　ほかに最適なICHD-3の診断がない
8.2.5 複合鎮痛薬乱用頭痛
A.　8.2「薬剤の使用過多による頭痛(MOH)」の診断基準を満たす頭痛
B.　3カ月を超えて，1カ月に10日以上定期的に1つ以上の複合鎮痛薬を摂取している

「国際頭痛分類 第3版」（日本頭痛学会・国際分類委員会/訳），pp118，120，医学書院，2018より改変して転載
＊乱用の基準：頭痛治療薬のうち，急性期治療薬は月10日以上，アセトアミノフェンやNSAIDsのみの場合は月15日以上

あるため，慢性化する前の当初の頭痛について追加で聴取しました．「現在とは異なり，片側性・拍動性で，光過敏，音過敏を認め，頭痛が強いときは悪心も伴っていた．市販の複合鎮痛薬がないと半日程度続いていたが，使用した場合は数時間でおさまっていた」ということがわかりました．

3　鑑別の流れ

　3カ月を超えて1カ月に10日以上，定期的に1つの複合鎮痛薬を内服しているため，「MOH」，なかでも，**「複合鎮痛薬乱用頭痛」**と診断できます（表1）．もともとの背景にある頭痛については**「前兆のない片頭痛」**と診断しました．

> ヒントを引き出す **質問のコツ**
>
> 　背景にある頭痛について聴取することも重要です．
> 　「今のように悪化する前，頭痛は片側でしたか？ドクドク/ズキズキしたりすることはありましたか？」「頭痛の際に気持ち悪くなったり，吐いてしまうことはありましたか？」「光が嫌になったり，音が嫌になったりしませんでしたか？」と聞いてみると，より診断に近づけるかもしれません．

53

診断 8.2.5 複合鎮痛薬乱用頭痛
1.1 前兆のない片頭痛

4 治療・経過

　　MOHについて，「国際頭痛分類 第3版」[1]（ICHD-3）の診断基準を供覧しながら説明し，複合鎮痛薬を月に10回未満までに留めるように指導しました．頭痛の適切な予防の方法としては，複合鎮痛薬ではなく，確立した予防療法があることをお伝えし，アミトリプチリン 10 mg/日を開始しました．鎮痛薬についてはなるべく内服しないようにしてもらい，どうしても必要な際はエレトリプタンを内服するように伝えました．トリプタンについてもなるべく使用頻度は少量に留め，月に10日を超えないようにと指導しました．複合鎮痛薬を中止以降の最初の10日間は連日頭痛を認めました．強い頭痛発作が生じた際のみエレトリプタンを内服しましたが，効果を示しました．1カ月後には月間頭痛日数（monthly headache days：MHD）は20日程度まで減少しました．3カ月後にはMHDは10日程度まで減少し，エレトリプタンの内服日数についても月6日程度に留まっていました．

処方例（図1）

① **アミトリプチリン**（トリプタノール®）錠　10 mg　1回1錠　1日1回　夕食後　30日分
② **エレトリプタン**（レルパックス®）錠　20 mg　1回1錠　頭痛時　10回分　1日2回まで2時間空けて（1カ月に10日まで）

図1　本症例の処方

5 解説

「薬剤の使用過多による頭痛」ですが，以前は「薬物乱用頭痛」ともよばれていた疾患です．

1日あたりの内服回数についての規定はなく，あくまで日数のみで定義されています．

背景にあるもともとの一次性頭痛としては，**片頭痛と緊張型頭痛**があげられます．群発頭痛単独でMOHを起こすことは稀とされています．

片頭痛が慢性化し，MOHを合併すると，緊張型頭痛様の性状を示すことが多くなります．そのため，背景にある頭痛疾患については，薬剤の使用過多に至っていない，頻度が少なかった頃の頭痛の特徴についても聴取していくことが重要となります．

MOHの治療戦略で重要な4点を表2に示します．治療の第一段階としては，**まずはMOHについて患者に知ってもらうこと**です．筆者は「国際頭痛分類第3版」の診断基準を見せながら説明することが多いです．特に，「通常（必ずではないが），乱用を中止すると消失する．」という文言を一緒に確認するようにしています．

急性期治療薬の減量・中止（場合によっては反跳頭痛への対応のために今回の症例のように乱用していない急性期治療薬への変更も検討する）を試み，**予防薬を開始，すでに使用している場合は強化する**ことが重要です．予防薬の種類については背景の頭痛疾患に準じて選択しますが，片頭痛がベースにある場合はCGRP関連抗体薬（以前に他の予防薬を使用して効果不十分だった場合），緊張型頭痛がベースにある場合はアミトリプチリンの処方を検討します．今回の症例ではベースに「前兆のない片頭痛」があると判断しましたが，過去に予防薬の内服歴がなかったため，CGRP関連抗体薬ではなく，アミトリプチリンから開始しました．

表2 薬剤の使用過多による頭痛（MOH）の治療戦略のまとめ

①MOHについて患者に十分な説明
②原因となった乱用薬物を中止
③乱用薬物中止後に起こる反跳頭痛
　（1〜2週間起こる）への対処
④もとの一次性頭痛に対する予防薬の投与

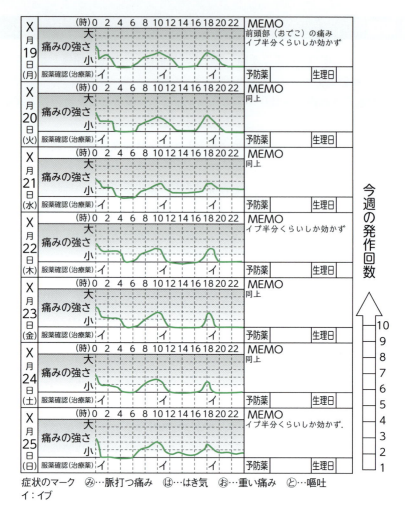

**図2　薬剤の使用過多による頭痛患者さんの頭痛ダイアリー（入院例　自験例）
（次ページにつづく）**

入院して強制的に急性期治療薬（市販のイブプロフェン）を中断しました．

第1章 case7

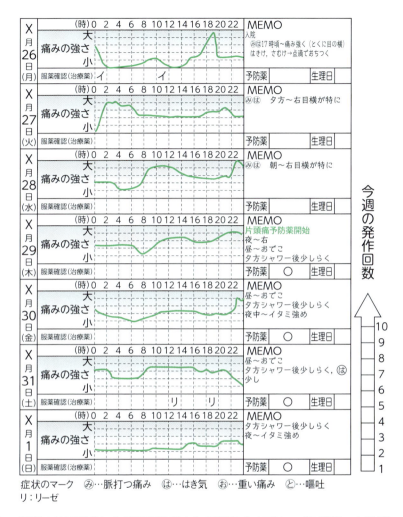

図2 薬剤の使用過多による頭痛患者さんの頭痛ダイアリー（入院例 自験例）
（次ページにつづく）

入院中に予防薬も導入しています．当初は反跳頭痛が生じていましたが，1週間後にはおさまっていました．

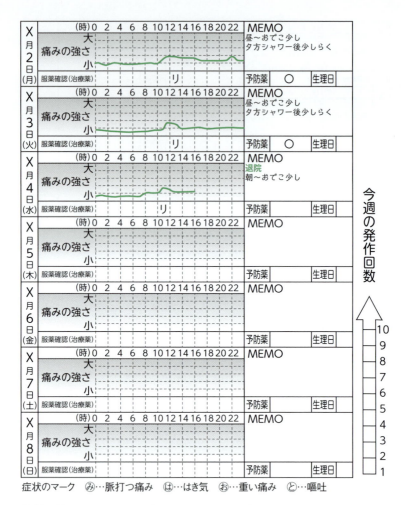

**図2 薬剤の使用過多による頭痛患者さんの頭痛ダイアリー（入院例　自験例）
（前ページのつづき）**

退院時には軽い頭痛が生じるのみとなっており，NSAIDsをはじめとした急性期治療薬は中断できました．

MOHは適切な治療によって約7割が改善します．2022年に報告された Medication Overuse Treatment Strategy（MOTS）trialでは，急性期治療薬を強制的に制限・変更させなくても，①予防薬を導入・②予防薬をすでに使用している場合は至適量まで増量，追加 and/or 変更することで，頭痛日数，さらには急性期治療薬の内服日数が減少していくことが報告されています．統計学的に結論はつけられないものの，急性期治療薬の内服日数が多い患者（4週間に23日以上）であれば急性期治療薬を変更・制限した方がよく，一方で不安の強い患者においては急性期治療薬を無理に変更・制限しなくてもよいことが示唆されています[2]．

CGRP関連抗体薬の上市前は筆者の施設でも，年に数例は入院して，急性期治療薬を中断する治療を行っていました（図2）が，CGRP関連抗体薬上市後は入院にまで至る症例はほとんど経験しなくなりました．CGRP関連抗体薬の導入によって，薬剤の強制的な制限を行わなくても自然に改善していくケースが増えている印象です．実際にMOH患者について，5〜7日の入院のうえ，急性期治療薬の離脱を行ってからCGRP関連抗体薬を投与した群，最初からCGRP関連抗体薬を投与した群を比較して，その後の頭痛日数に差がなかったとの報告もあります[3]．

長期的にはMOHの再発は約3割で認めており[4]，外来で定期的な確認が必要です．筆者の経験上，MOHから離脱して成功体験のある患者は，2回目以降にMOHに陥った際も，離脱が容易な場合が多いのではないかと思います．

（滝沢　翼）

■ 文献

1） 「国際頭痛分類 第3版」（日本頭痛学会・国際頭痛分類委員会／訳）．医学書院，2018
2） Schwedt TJ, et al：Patient-Centered Treatment of Chronic Migraine With Medication Overuse：A Prospective, Randomized, Pragmatic Clinical Trial. Neurology, 98：e1409-e1421, 2022
3） Pensato U, et a：Detoxification vs non-detoxification before starting an anti-CGRP monoclonal antibody in medication overuse headache. Cephalalgia：an international journal of headache. 42：645-653, 2022
4） Diener HC, et al：Pathophysiology, prevention, and treatment of medication overuse headache. The Lancet Neurology, 18：891-902, 2019

第1章 ケースファイル

CASE 8 59歳，女性，閉経後に頭痛が変わってきました！

> 59歳女性，管理職．高校生の頃から頭痛を自覚し，20～30代は重度の発作に悩まされていた．52歳で閉経．最近は重度の頭痛発作はなくなったが，以前とは異なる頭痛が起こるようになり，これまで使用していた薬が効きにくくなったこと，頭痛の程度は軽くなったものの頻度が増えたことを心配している．

1 現病歴とこれまでの経過

現病歴 初潮は10歳．月経時は腹痛や頭痛が重度だった．30代で第1子を出産したあとは仕事も多忙となり，重度の頭痛発作を頻回に認めるようになった．発作は半日から数日続き，月に1～2日は嘔吐を伴い寝込んでしまうことがあった．近医を受診し，片頭痛の診断でリザトリプタンを処方されて以降は寝込むことは少なくなった．リザトリプタンはなるべく使い過ぎないように，多くても月に3～4日程度の使用にとどめていた．50代になってからは重度の発作は減少し，リザトリプタンを使用することは少なくなった．52歳で閉経．55歳頃から軽度の頭痛発作を週に2～3日で認めるようになった．発作は，ほとんどが鎮痛薬を使用するほどではなかったが，ときどきリザトリプタンが効かないこともみられるようになった．以前の頭痛と異なるようであり，心配になって頭痛外来を受診した．

家族歴 祖母：脳梗塞，頭痛あり　**既往歴** 季節性鼻炎あり

アレルギー なし　**生活歴** 喫煙・飲酒なし

身体所見 身長160 cm，体重55 g，血圧　110/72 mmHg，脈拍異常なし．触診上，頸部〜肩周囲に軽度の圧痛と筋緊張亢進を認めるが，それ以外に明らかな神経学的異常はなかった

検査 頭部MRI検査，血液検査：明らかな異常なし．頸椎X線検査：スト

レートネック，軽度の骨棘形成あり

2 まず考えること・聞くべきこと

　本症例の頭痛の変化は，原因として，もともとの片頭痛が変化している可能性や今までとは異なる別の頭痛性疾患が加わった可能性が想定されました．まず，患者自身がどう感じているか知るために，「いま何種類の頭痛があるように感じますか」と尋ねてみると，患者は，以前からのリザトリプタンがよく効く頭痛と，それとは別のタイプの頭痛の二種類があるように感じていました．以前の頭痛発作は重度で，毎月月経前後に周期的に数日認めていましたが，閉経後は特に周期性がなくみられるようになり，発作の程度は軽くなったものの頻度は増えていました．**頭痛の発作頻度が増えた際は鎮痛薬乱用の有無の聴取が重要**ですが，患者に鎮痛薬の過剰使用はありませんでした．また，以前は片側がズキズキ痛むことが多く，嘔気を伴い，発作中は暗い静かな部屋でできればじっとして動きたくないと感じる頭痛でした．一方で最近よくみられる発作は両側に起こることが多く，後頭部に重たく締めつける感じの痛みが夕方に多くみられ，仕事に集中したり動いたりしているときには気にならないようでした．

3 鑑別の流れ

　本症例の頭痛の変化は急激ではなく比較的緩徐な経過でしたが，患者の不安も強かったことから頭部MRI検査，血液検査を実施したところ，特に二次性頭痛の原因となる疾患は明らかではありませんでした．患者が「今までの頭痛と違う」と訴えて受診したときは，その訴えに従って器質的疾患を否定したほうがよいでしょう．

　もともとあった頭痛は，片側性，体動での悪化，光過敏・音過敏の随伴といった特徴に加え，月経時に悪化したこと，治療としてリザトリプタンが有効だったことから，**1.1「前兆のない片頭痛」**と考えられました[1]．

　一方で，「リザトリプタンが効かない頭痛」は，両側性で後頭部から頸部に持続する圧迫する頭痛で，日常的な動作で悪化はない発作でした．頸部周囲の筋緊張と圧痛を認め，光過敏や音過敏，消化器症状を伴っていないことか

表1　頻発反復性緊張型頭痛の診断基準

A. 3カ月を超えて，平均して1カ月に1〜14日（年間12日以上180日未満）の頻度で発現する頭痛が10回以上あり，かつB〜Dを満たす
B. 30分〜7日間持続する
C. 以下の4つの特徴のうち少なくとも2項目を満たす 　1. 両側性 　2. 性状は圧迫感または締め付け感（非拍動性） 　3. 強さは軽度〜中等度 　4. 歩行や階段昇降のような日常的な動作により増悪しない
D. 以下の両方を満たす 　1. 悪心や嘔吐はない 　2. 光過敏や音過敏はあってもどちらか一方のみ
E. ほかに最適なICHD-3の診断がない

「国際頭痛分類 第3版」（日本頭痛学会・国際分類委員会/訳），p23，医学書院，2018
より転載

ら，緊張型頭痛が考えられました．ちなみに，片頭痛でも頸部痛が頭痛誘発にかかわると感じる患者は意外に多く[2]，**「肩こり」からはじまる頭痛イコール緊張型頭痛ではありません**．

　頭痛の頻度は月に10日前後（年間12日以上180日未満）であり，そのほとんどが緊張型頭痛と考えられたことから，**2.2「頻発反復性緊張型頭痛（表1）」**[1]と診断しました．本症例のように1人の患者さんが複数種類の頭痛をもっている場合は，一つひとつを別々に診断して分類します．その際には，患者さんにとって重要な順にナンバリングし記載します．

　現在は片頭痛よりも緊張型頭痛の方が日常生活に影響しているようでした．

質問のコツ（ヒントを引き出す）

　患者さんが複数種類の頭痛があると訴えたときには，それぞれ1つずつ順番に問診するようにしましょう．同時に聴取してしまうと，うまく診断にたどり着かないことがあります．

診断
＃1　2.2 頻発反復性緊張型頭痛
＃2　1.1 前兆のない片頭痛

頭痛診療が劇的に変わる！

4 治療・経過

　本症例では2種類の頭痛を認めましたが，緊張型頭痛の方が片頭痛より治療を要していると考えられました．緊張型頭痛の治療は，軽症の場合は頭痛体操やストレス管理などの指導といった非薬物療法のみで経過をみる場合もあります．本症例では，発作の程度は軽度であるものの，発作の頻度が月10日前後と日常生活に支障をきたしている可能性が高く，予防療法も含めて薬物療法の介入が望ましいと考えられました．また，少なからず片頭痛発作も残存していることも推察されました．患者も薬物療法を希望したことから，急性期治療薬としてはアセトアミノフェン，予防療法としては片頭痛に対する予防効果も期待できるアミトリプチリンを選択しました．

　患者には片頭痛と緊張型頭痛の発作の見分け方として，**頭をふったり，身体を動かしたりすることで悪化する場合は片頭痛発作を，そうでなければ緊張型頭痛発作を考える**ことを伝え，緊張型頭痛発作で鎮痛薬を使用する場合はアセトアミノフェンを，片頭痛発作であればリザトリプタン，アセトアミノフェンいずれかを使用するように説明しました．**アミトリプチリンは副作用として眠気，倦怠感，口喝や便秘などを認めることが多く，しばしば忍容性が問題となります**．そのため，少量の5mg/日で開始し，継続できなければ中止するように説明しました．副作用がなければ継続し，効果の判断には1〜2カ月の期間が必要であることも伝えました．

初診時処方 (図1)

① **アミトリプチリン**（トリプタノール®）**錠**　10mg　1回0.5錠　1日1回就寝前　28日分

② **アセトアミノフェン**（カロナール®）**錠**　500mg　1回1〜2錠　頭痛時　10回分

③ **リザトリプタン**（マクサルト®）**錠**　5mg　1回1錠　片頭痛時　3回分

　4週間後の再診時，アミトリプチリンは副作用なく継続できていました．治療開始後の頭痛ダイアリー（図2）を確認すると，最初の2週間は週に2〜3日の頻度で緊張型頭痛の発作を認め，2日は片頭痛と考えられる発作でした．

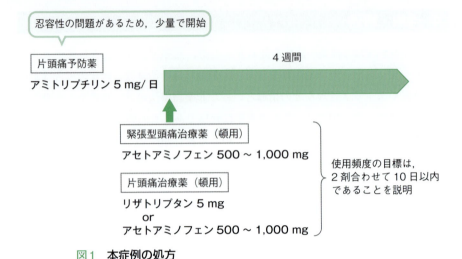

図1　本症例の処方

　アセトアミノフェンは3回使用し，1,000 mg/回用いることで効果がありました．アミトリプチリンは同量で継続し，2カ月目には頭痛は週に1〜2日程度に軽減し，鎮痛薬を必要としない程度まで改善しました．

5 解説

　本症例は若い頃から重度の片頭痛発作に悩まされていましたが，閉経後に緊張型頭痛を発症していました．このように，ひとりの患者の長期経過においては，頭痛発作の性状が変容したり，複数の頭痛性疾患を時間差，または同時に経験したりすることがあります．加齢につれて二次性頭痛の発症に注意しなければならないことは言うまでもありません．

　女性では頭痛発作がホルモンの変動やライフステージの変化によって影響を受けていることが知られています．本症例のように，多くの患者では閉経後は片頭痛発作の程度や頻度が軽減しますが[3]，そこに至るまでに閉経前後では片頭痛発作が重症化したり頻度が増えたりして悪化することが報告されています[4]．

　緊張型頭痛も高齢になるにつれて有病率が低下しますが，その程度は片頭痛ほどではありません．緊張型頭痛の場合は，閉経後に発作の程度は変わら

第1章　case8

日付	生理	頭痛の程度 午前・午後・夜	影響度	MEMO (頭痛のタイプ, はき気, 前ぶれ, 原因など)
X／1 (月)	痛 薬	午後 ＋	—	重 受診日　予防薬開始
／2 (火)	痛 薬	午前 ＋	—	重 朝少し眠気　我慢できる
／3 (水)	痛 薬			
／4 (木)	痛 薬	午後 ＋　夜 ＋		重
／5 (金)	痛 薬	午後 ＋ ＃＃		重 残業で疲れた　ア で少し良くなり、眠れた． ア1
／6 (土)	痛 薬			
／7 (日)	痛 薬			
／8 (月)	痛 薬	午前 ＃＃ リ　夜 ＃＃		重 は前日寝すぎ 起きたくない. 片頭痛?
／9 (火)	痛 薬			
／10 (水)	痛 薬	午後 ＋		重
／11 (木)	痛 薬			
／12 (金)	痛 薬	午前 ＋　午後 ＃＃ ア2　夜 ＃＃		重 ア は2錠で良く効いた.
／13 (土)	痛 薬			
／14 (日)	痛 薬			

日付	生理	頭痛の程度 午前・午後・夜	影響度	MEMO (頭痛のタイプ, はき気, 前ぶれ, 原因など)
／15 (月)	痛 薬	午前 ＋		重 動きたくない，片頭痛 か? 薬を飲む程ではない.
／16 (火)	痛 薬			
／17 (水)	痛 薬			
／18 (木)	痛 薬	午後 ＋　夜 ＋		
／19 (金)	痛 薬	午前 ＋　午後 ＃＃ ア2　夜 ＃＃		重 肩こり は
／20 (土)	痛 薬			
／21 (日)	痛 薬			
／22 (月)	痛 薬			
／23 (火)	痛 薬			
／24 (水)	痛 薬			
／25 (木)	痛 薬	午後 ＋		重
／26 (金)	痛 薬	午前 ＋　午後 ＋　夜 ＋		重
／27 (土)	痛 薬			
／28 (日)	痛 薬			

あなたの頭痛を記録しましょう

ドクターから患者さまへ

予防薬：アミトリプチリン 0.5T
　　　　1日1回
　　　　眠気が強ければ 0.25T
　　　　でも O.K.

痛み止め：
　①アセトアミノフェン（500）
　　1回1～2錠
　②リザトリプタン（5）1回1錠
　　片頭痛のときだけ使用

自由記載欄 (左の欄に書ききれなかったこと、薬の効果、副作用等についてもお書きください。)

・週末前に悪化することが多かったが最近は少し楽になってきた
・アセトアミノフェンは2錠が良く効いた
・片頭痛か緊張型頭痛か迷うときもあった

図2　頭痛ダイアリー

重：重い痛み，は：吐き気，ア：アセトアミノフェン，リ：リザトリプタン

ないか，むしろ程度が悪化するとの報告もあります[3]．また，高齢になってから発症するケースでは，発症時から慢性の経過で連日性に持続し，治療に難渋することも経験します．

　緊張型頭痛の治療について，「頭痛の診療ガイドライン2021」[5] から抜粋して表2に示します．急性期治療薬として特異的な薬はなく，アセトアミノフェ

表2　緊張型頭痛の治療

薬剤		一般名	エビデンスの確実性	推奨用量
急性期治療薬				
アセトアミノフェン・NSAIDs		①アセトアミノフェン	A	500〜1,000 mg/回
		②アスピリン・ダイアルミネート配合	A	500〜1,000 mg/回
		③イブプロフェン**	A	100〜200 mg/回
		④ナプロキセン**	A	100〜300 mg/回
		⑤ジクロフェナク*	A	12.5〜50 mg/回
複合鎮痛薬		カフェイン配合*	B	65〜200 mg/回（カフェイン量）
筋弛緩薬		チザニジン*	B	3〜6 mg/日
選択的COX-2阻害薬		セレコキシブ**	C	100〜200 mg/日
予防療法				
抗うつ薬	三環系抗うつ薬	アミトリプチリン*	A	5〜75 mg/日
		クロミプラミン**	B	75〜150 mg/日
	四環系抗うつ薬	マプロチリン**	B	75 mg/日
		ミアンセリン**	B	30〜60 mg/日
	NaSSA	ミルタザピン**	B	30 mg/日
	SNRI	ベンラファキシン**	B	150 mg/日
抗てんかん薬		トピラマート**	C	50〜200 mg/日

NSAIDs：non steroidal anti-Inflammatory drugs
COX：cyclooxygenase
NaSSA：noradrenergic and specific serotonergic antidepressant
SNRI：serotonin noradrenaline reuptake inhibitor
*保険診療で適応外使用が認められている
**保険適用外
①〜⑤は，すべて頓用で使用
エビデンスの確実性：A（高），B（中），C（低い）
「頭痛の診療ガイドライン2021」（日本神経学会，他/監，「頭痛の診療ガイドライン」作成委員会/編），pp275-6，医学書院，2021より改変して転載

ンと非ステロイド性抗炎症薬による一般鎮痛薬での治療が主体となっています．鎮痛薬は適正に使用するように指導し，「薬剤の使用過多による頭痛（MOH）」の発症に注意が必要です．実臨床で頻用される筋弛緩薬は診療ガイドライン上は急性期治療薬に位置づけられ，チザニジンの適応外使用が認められていますが，効果がないのに漫然と使用することは避けなければなりません．**予防療法は，頻発反復性緊張型頭痛，慢性緊張型頭痛が治療対象**となります．主に抗うつ薬を用いて行われますが，わが国で緊張型頭痛の病名で使用できる薬剤は，保険診療で適応外使用が認められているアミトリプチリンのみです．以上のように，緊張型頭痛では片頭痛のように特異的治療薬がないため，実は治療が難しいことも少なくないのです．

(石﨑公郁子)

■ 文献

1）「国際頭痛分類 第3版」(日本頭痛学会, 国際頭痛分類委員会／訳), 医学書院, 2018
2）Peris F, et al：Towards improved migraine management：Determining potential trigger factors in individual patients. Cephalalgia, 37：452-463, 2017
3）Neri I, et al：Characteristics of headache at menopause：A clinico-epidemiologic study. Maturitus, 17：31-37, 1993
4）Makita K, et al：Changes in migraine before and after menopause in Japanese climacteric women. Cephalalgia, 37：1088-1092, 2017
5）「頭痛の診療ガイドライン2021」(日本神経学会, 他／監, 「頭痛の診療ガイドライン」作成委員会／編), 医学書院, 2021

第1章 ケースファイル

CASE
⑨ 64歳，女性，目がチカチカ，キ
ラキラ．眼科を受診したけど異常
なし…

64歳女性．頭痛もちではない．2年前から右視野に30～40分程度持続
する閃輝暗点を認めるようになった．頻度としては月に2～3回と多く，
眼科を受診したが異常は認めず，頭痛専門外来を受診した．

1 現病歴とこれまでの経過

病 歴 2年前から右視野に30～40分程度持続する閃輝暗点を自覚するよう
になった．同時期から書道の習い事を開始しており，ストレスを強く感じて
いた．閃輝暗点は書道教室が終わった後，ストレスから解放されたときに出
現することが多い．閃輝暗点は2カ月で5回程度認めており，直近では昨日
も認めている．経過中に頭痛，麻痺，痙攣，意識消失などは認めていない．

身体所見 神経学的所見を含めて異常なし

2 まず考えること・聞くべきこと

「閃輝暗点」についてはジグザグ形のものが視野の一部から全体に広がって
いく現象で，片頭痛の前兆症状の1つです．持続時間は5～60分（多くの場
合は5～30分）となっています．片頭痛の前兆の病態としては拡延性脱分極
（spreading depolarization：SD）が考えられています．SDは大脳皮質にお
いて神経細胞やグリア細胞の脱分極が2～5 mm/分とゆっくり広がっていき，
閃輝暗点の場合は視野をつかさどる後頭葉にて生じていると考えられていま
す．SD自体は脳卒中やてんかんでも生じうるため，頭部MRIや脳波検査を
施行し，それらの疾患を除外することも重要です．

頭痛診療が劇的に変わる！

第1章　case9

3 鑑別の流れ

　本症例の患者では麻痺や痙攣といった脳卒中やてんかんを示唆する病歴はありませんでした．頭部MRIを施行したところ，深部白質に軽度の慢性虚血性変化を認めました．MRAに有意な狭窄はなく，拡散強調画像に異常信号も認めませんでした．脳波を施行したところ，背景活動は後頭優位のα波であり，突発波や徐波異常がないことも確認できました．他院の眼科診察においても異常所見は認めておらず，閃輝暗点中や後に頭痛を認めていないことから，「典型的前兆のみで頭痛を伴わないもの（Typical aura without headache）」と診断しました．

ヒントを引き出す　質問のコツ

　患者さんによっては，数秒間見えた光を「閃輝暗点」や「前兆」と捉えてしまうことがあります．

　「閃輝暗点」をはじめとした「前兆」は，通常は5〜60分継続するものなので，「目の前の症状がどのぐらいの時間続きましたか？ 5分以上続きますか？」と聞くことで，前兆かそうでないかを見分けることができます．

　片頭痛の患者でも数秒の光をうったえる患者はいますが，定義上は「前兆」には該当しません．

診断 ▶ **1.2.1.2 典型的前兆のみで頭痛を伴わないもの**

---

4 治療・経過

　典型的前兆のみで頭痛を伴わないもの（Typical aura without headache：TAWH）が最も考えられ，患者に危険な病態ではないことを説明しました．2カ月経過をみましたが，発作頻度は横ばいでした．習い事のストレスが閃輝暗点の引き金になっている可能性もあると考え，本人とも相談のうえ，習い事はやめることになりました．習い事をやめた後は閃輝暗点の頻度は徐々に少なくなり，4カ月目以降は消失しました．外来にて1年半経過をみました

69

が再発は認めませんでした.

5 解説

　閃輝暗点は一般的には固視点付近にジグザグ形が出現し，右または左方向に徐々に拡大していき，中心部がすりガラス状で見えづらくなる現象です（図1）．5〜60分程度続き，両眼において観察されます．閃輝暗点を呈する代表的な疾患が片頭痛です．片頭痛患者の約25％において，頭痛に先行する前兆（aura），すなわち閃輝暗点をはじめとした視覚症状などの可逆性脳局在症状を伴います．臨床の現場において，本症例のように閃輝暗点のみがあって頭痛が生じないもの，「典型的前兆のみで頭痛を伴わないもの（Typical aura without headache：TAWH）」に遭遇することもあります．通常は片頭痛より発症年齢が高いことが知られています[1]．

　閃輝暗点を認める患者において片頭痛以外に鑑別となる疾患としては脳卒中やてんかんがあげられます．また後頭葉てんかんも鑑別となりますが，閃輝暗点との大きな違いは持続時間です．持続時間の平均は，後頭葉てんかんでは56秒，閃輝暗点では20分と報告されています[2]．また閃輝暗点では徐々に進行する，同一患者であっても発作ごとに左右を含めて異なりうるのに対

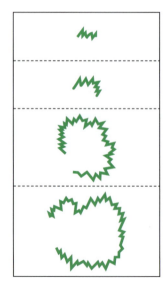

図1　患者さんが描いた閃輝暗点（自験例）

し[3]，後頭葉てんかんでは突然発症し均一の経過をたどることが多いとされています．

　動物モデルにおいて，SDはストレスからの解放[4]で惹起されやすくなることが報告されており，発作をくり返す場合はストレス軽減の指導を行います．生活指導によっても閃輝暗点が減らず，発作頻度が多くて患者が症状を煩わしく感じている場合は薬物治療も検討されます．筆者はSDの抑制作用を有するバルプロ酸[5]を選択する場合が多いです．

（滝沢　翼）

■ 文献

1）　Vongvaivanich K, et al：Late-life migraine accompaniments：A narrative review. Cephalalgia：an international journal of headache, 35：894-911, 2015

2）　Hartl E, et al：Visual Auras in Epilepsy and Migraine - An Analysis of Clinical Characteristics. Headache, 57：908-916, 2017

3）　Hansen JM, et al：Distinctive anatomical and physiological features of migraine aura revealed by 18 years of recording. Brain, 136：3589-3595, 2013

4）　Balkaya M, et al：Relief Following Chronic Stress Augments Spreading Depolarization Susceptibility in Familial Hemiplegic Migraine Mice. Neuroscience, 415：1-9, 2019

5）　Ayata C, et al：Suppression of cortical spreading depression in migraine prophylaxis. Ann Neurol, 59：652-661, 2006

第1章 ケースファイル

CASE
10
48歳，女性，後頭部が重苦しくて，脳の病気ではないでしょうか？

48歳の女性．執筆の仕事を始めてからときどき頭痛が出現，市販複合鎮痛薬をときどき内服する程度だったが，ここ最近，仕事量の増加に伴い頭痛の頻度が増えたため受診した．

1 現病歴とこれまでの経過

病 歴 若い頃は頭痛もちの自覚なし．40歳頃から頭痛がときどき起こるようになった．当時は物書きの仕事を開始し，パソコンをよく使用するようになった頃であった．年を追うごとに仕事量が多くなり深夜までかかることも増え，肩こりや首こりもその頃から自覚していた．肩こりや首こりがひどいときには，頭部全体をハチマキで巻かれたような頭痛を自覚していた．市販複合鎮痛薬を内服することによって頭痛は軽減し，日常生活に支障をきたすほどの頭痛ではなかったが，頻度が増えたこと，また，周囲から受診を勧められたため不安になり，受診に至った．

身体所見 両側後頭部の後頸筋群に圧痛点あり．下腹部に手術痕あり

神経学的検査 特記所見なし

家族歴 特記事項なし

既往歴 子宮筋腫

アトピー性皮膚炎検査所見 なし

2 まず考えること・聞くべきこと

仕事量の増加に伴い頭痛発作が増加したようですが，頭痛はときどきある程度で，市販複合鎮痛薬もよく効いており，日常生活には困っていないようです．

具体的に頭痛の頻度や起こる時間帯，頭痛に伴うその他の症状，例えば吐

72 頭痛診療が劇的に変わる！

き気や光過敏などがあるか聞いていきましょう．ご本人に詳しく聞くと，頭痛は肩こりがひどいときに多く，後頭部中心に左右差はなく，ときに頭全体が締めつけられるように感じるようです．頭痛が起こる時間帯も仕事に疲れた平日の夕方が多く，頻度は週に1〜2回，週末に多いようです．一方，入浴や飲酒は頭痛の軽減につながるとのことで，デスクワークでの長時間のパソコン作業，すなわち，長時間同じ姿勢でいることが関与していることをうかがわせます．

　以上より，生活への支障は少ないものの頭痛の頻度が増加し，「周囲からの勧めもあり，頭痛そのものが悪いものではないか？」という不安感から受診されたようです．

3 鑑別の流れ

　基本的には40歳頃からくり返す頭痛が続き，頭痛がない日とある日がはっきりしていますので，**反復性の頭痛**を念頭におきます．左右差のない後頭部を中心とする頭痛で，吐き気などの随伴症状に乏しく，性状は圧迫性，すなわち非拍動性であり，市販複合鎮痛薬も有効であり，体を動かしても頭痛は悪化せず，日常生活への支障は少ない頭痛です．翌日にもち越すことも少ないようです．

　診察では，後頭部の後頚筋群に圧痛点を認めました．頭痛頻度も月に4〜6日程度ですので，「頭蓋周囲の圧痛を伴う頻発反復性緊張型頭痛」と考えられます（表1）[1]．また，本症例は反復する頭痛であり，神経学的診察においても神経局在兆候を認めませんでしたので，画像検査は初診時は絶対的な適応はなしと判断しました．

表1 反復性緊張型頭痛の診断基準

2.1 稀発反復性緊張型片頭痛

A) 平均して1カ月に1日未満（年間12日未満）の頻度で発現する頭痛が10回以上あり，かつB
〜Dを満たす

B) 30分〜7日間持続する

C) 以下の4つの特徴のうち少なくとも2項目を満たす

 ① 両側性
 ② 性状は圧迫感または締め付け感（非拍動性）
 ③ 強さは軽度〜中等度
 ④ 歩行や階段の昇降のような日常的な動作により増悪しない

D) 以下の両方を満たす

 ① 悪心や嘔吐はない
 ② 光過敏あるいは音過敏はあってもどちらか一方のみ

E) ほかに最適なICHD-3の診断がない

2.2 頻発反復性緊張型片頭痛

A) 3カ月を超えて，平均して1カ月に1日〜14日（年間12日以上180日未満）の頻度で発現す
る頭痛が10回以上あり，かつB〜Dを満たす

B) 頭痛は30分〜7日間持続する

C) 頭痛は以下の4つの特徴のうち少なくとも2項目を満たす

 ① 両側性
 ② 性状は圧迫感または締めつけ感（非拍動性）
 ③ 強さは軽度〜中等度
 ④ 歩行や階段の昇降のような日常的な動作により増悪しない

D) 以下の両方を満たす

 ① 悪心や嘔吐はない
 ② 光過敏あるいは音過敏はあってもどちらか一方のみ

E) ほかに最適なICHD-3の診断がない

「国際頭痛分類 第3版」（日本頭痛学会・国際頭痛分類委員会 / 訳），p23，医学書院，2018より転載

ヒントを引き出す 質問のコツ

 誘因を聞き出しましょう！頭痛はさまざまな要因が契機となり発症します．緊張型頭痛の誘因として，不安やうつ状態，リラックスできない性格，マイナス思考，社会的心理的ストレス，眼精疲労・近見作業，姿勢不良（前傾姿勢．高すぎる枕），顎関節の異常（義歯不適合），歯ぎしり・食いしばる癖，運動をしないことがあげられます[2]．ただし，これらの要因そのものが頭痛となる二次性頭痛の可能性もありますので，注意が必要です．

一方，片頭痛の誘因として，天気，特に気圧の下がる雨の日の前や温度差，炎天下の日などの眩しさ，生理前後，さまざまなストレスおよびストレスから解放されたとき，寝不足，寝すぎ，アルコール摂取，たばこや香水などの臭い，運動などがあげられます[3]．
　このように，原因を聞き出すことによりその疾患の特徴を捉えることができる一方，精神的要因など，両疾患には重複する原因が存在しますので，そこには注意が必要です．特に，肩こりがあるから緊張型頭痛，としないようにしましょう．片頭痛でも肩こりは随伴します．また，誘因を改善することにより頭痛自体を改善することも期待できます．

2.2.1 頭蓋周囲の圧痛を伴う頻発反復性緊張型頭痛

4 治療・経過

　市販複合鎮痛薬が比較的有効であり，頭痛頻度も月に4～6回ですので，日常生活に支障がある頭痛の場合には治療適応となるでしょう．緊張型頭痛の急性期治療薬として用いられる薬剤の一覧を提示します（表2）[4]．市販複合鎮痛薬に含まれる主な成分は，アセトアミノフェン，イブプロフェン，アセトサリチル酸が主体ですが，それでも効果がない場合は，それ以外の非ステロイド性抗炎症薬（NSAIDs）を試してみるとよいでしょう．市販複合鎮痛薬で注意することは，「薬物の使用過多による頭痛」にならないように指導することです．カフェイン含有製剤は，単一成分の鎮痛薬よりも乱用化しやすいのではないかと考えられています．市販複合鎮痛薬による薬物の使用過多による頭痛は，「国際頭痛分類 第3版」にあるように，1カ月に10日以上の内服が3カ月以上続く場合と定義されています．そのため，今後頭痛回数が増えてくるようなら，単一成分のNSAIDsを主体に治療するといいでしょう．NSAIDsの使い方としては，**即効性を求めるときはT$_{max}$の早いロキソプロフェンなどを，持続時間を求めるときはT1/2の長いナプロキセンなどを用いるといいでしょう**．

表2　緊張型頭痛の急性期治療に使用される代表的な薬剤

薬剤	一般名	エビデンスの確実性	推奨用量
急性期治療薬			
アセトアミノフェン・NSAIDs	①アセトアミノフェン	A	500〜1,000 mg/回
	②アスピリン・ダイアルミネート配合	A	500〜1,000 mg/回
	③イブプロフェン**	A	100〜200 mg/回
	④ナプロキセン**	A	100〜300 mg/回
	⑤ジクロフェナク*	A	12.5〜50 mg/回
複合鎮痛薬	カフェイン配合*	B	65〜200 mg/回（カフェイン量）
筋弛緩薬	チザニジン*	B	3〜6 mg/日
選択的COX-2阻害薬	セレコキシブ**	C	100〜200 mg/日

NSAIDs：non steroidal anti-Inflammatory drugs
COX：cyclooxygenase
*保険診療で適応外使用が認められている
**保険適用外
①〜⑤は，すべて頓用で使用
エビデンスの確実性：A（高），B（中），C（低い）
「頭痛の診療ガイドライン2021」（日本神経学会，他/監，「頭痛の診療ガイドライン」作成委員会/編），p275，医学書院，2021より改変して転載

　本症例では，基本的には市販複合鎮痛薬の内服を継続してもらいながら，市販複合鎮痛薬の効果が低い頭痛発作の場合への対策を行いました．また，頭蓋周囲の圧痛を伴う緊張型頭痛ですので，肩こり・首こり対策も必要です．頭痛時は市販複合鎮痛薬を内服し，効果が乏しいときは，ナプロキセン300 mgを内服してもらうこと，常日頃から頭痛体操を行うこと，長時間の座りっぱなしでのパソコン作業を避けるために適宜休憩をとることを指導しました．長時間の座位を避ける，前傾姿勢になっていないか，パソコン作業中の姿勢の改善も見直してもらいました．しかしながら，仕事量が多い時期など現実的に困難なことは多々ありますので，**緊張型頭痛とうまく付き合いながら慢性化を防ぐことも重要です**．引き続き低頻度を維持するために，頭痛体操を含めた生活指導により悪化を予防し，頭痛が強いときだけ急性期治療薬で対応することを維持できるようにしました．

処方例(図1)

① **ナプロキセン**(ナイキサン)錠　100 mg　1回3錠　頭痛時　10回分

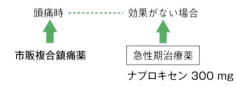

図1　本症例の処方

5 解説

　緊張型頭痛は，過去には筋収縮性頭痛，ストレス性頭痛などの用語が使われていましたが，頭痛の誘因から考えると背景の病態が把握しやすくなります．北見の分類[5]では，不安や抑うつなどを背景にした心身症型，習慣性疲労や筋挫傷を背景にした筋筋膜痛型，頸椎外傷後や加齢変性を背景にした頸性頭痛型に分類されていますので，緊張型頭痛の誘因に基づく治療方針の決定に役立てることが可能です．特に心身症型では慢性化のリスクが高いと考えられますので，反復性緊張型頭痛の段階で受診されれば，いかに慢性化を予防するかという目線での診療も考えましょう．

　触診による頭蓋周囲の圧痛点を確認しましょう(図2)．第2, 3指で小さく

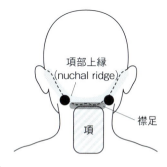

図2　頭蓋周囲の圧痛点

● 圧痛点のポイント：胸鎖乳突筋の頭蓋骨付着部やや下方の窪んだ部位．下から上にゆっくりと押す．
「国際頭痛分類 第3版」(日本頭痛学会・国際頭痛分類委員会/訳), M18, 医学書院, 2018より改変して転載

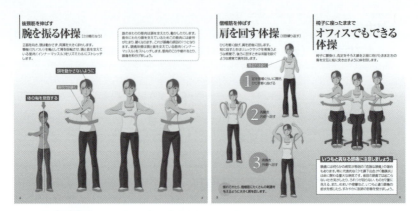

図3 頭痛体操
文献6より転載

回転させながら動かし，強く圧迫を加える触診により，圧痛の程度を評価します．圧痛は典型的には非発作時にもみられ，頭痛の強さと頻度とともに増強し，実際の頭痛中はさらに悪化します．典型的な圧痛点は頭部板状筋や頸部僧帽筋，すなわち胸鎖乳突筋のやや後方にありますので，積極的に触診を行ってみましょう．治療により圧痛が減少していく過程を捉えることにより，患者さんにも治療効果を実感してもらえますので重要です．ただし，圧痛点を認めない緊張型頭痛もありますので注意してください．

　薬物療法以外の指導も重要です．**特に頭蓋周囲の圧痛を伴う場合には頭痛体操を指導しましょう．**ポイントはゆっくりと呼吸をしながら力まずに，肩甲骨を大きく動かす意識をもつことです．特にデスクワークの方などは適宜休憩を取り，頭痛体操に継続して取り組んでいただくとよいと思います．日本頭痛学会のホームページから頭痛体操のリーフレットがダウンロード可能ですので，ぜひ実践してみてください（図3）[6]．

（土井　光）

■ 文献
1）「国際頭痛分類 第3版」（日本頭痛学会，国際頭痛分類委員会／訳），医学書院，2018
2）「頭痛診療ハンドブック」（鈴木則宏／編），中外医学社，2009
3）Hauge AW, et al：Trigger factors in migraine with aura. Cephalalgia, 30：346-353, 2010
4）「頭痛の診療ガイドライン2021」（日本神経学会，日本頭痛学会，日本神経治療学会／監），

医学書院，2021

5） 北見公一：シンポジウム2-3 緊張型頭痛難治例に対する学際的アプローチ．日本頭痛学会
誌．35：30-33，2008

6） 日本頭痛学会：頭痛体操
https://www.jhsnet.net/pdf/zutu_taisou.pdf（2024年12月閲覧）

第1章 ケースファイル

CASE 11 34歳，男性，部署が変わってパソコン作業が増えました，毎日頭が重いです

34歳の男性．職場での昇進を機に仕事に追われ，気づけば慢性的に締めつけられるような頭痛に苦しめられるようになり受診した．

1 現病歴とこれまでの経過

病歴 社会人になった頃から肩こりを自覚するようになったが，特に気に留めていなかった．30歳頃から肩こりに常々悩まされるようになり，1年前に昇進を果たした頃から，頭痛も出現するようになった．業務が目の前に大量に迫るも，部下に仕事を振ることができず抱え込むようになり，深夜までパソコン作業が続く日もあった．飲むと楽になるためアルコール量も徐々に増えていった．頭痛がひどいときに少し気分が悪くなることもあったが，市販複合鎮痛薬が効くため，気づけば毎朝出勤前に内服するようになっていた．妻から病院に受診するよう促されてはいたが，多忙のためその機会を逃していた．休日は子どもと遊んだりしてリラックスできているが，仕事に行く際には胸が重く，仕事を休みたいと思うこともあった．ただ，いったん仕事に就けば通常の業務は問題なくこなせていた．

身体所見 肥満傾向（BMI 25.6），後頸筋群や僧帽筋の肩部に圧痛点あり

神経学的検査 特記所見なし

家族歴 祖父が脳出血

既往歴 アレルギー性鼻炎

一般血液検査 脂質異常（中性脂肪，高値），肝機能異常（AST，ALT，γGTP高値），高尿酸血症

頭部単純MRI 特記所見なし

2 まず考えること・聞くべきこと

　ほぼ毎日ある頭痛ですが，どのように慢性的になったのか，徐々に増えたのか，その流れを時系列で捉えることが重要です．詳しく聞くと，10代の頃は頭痛とは無縁でしたが，20代後半の頃から肩こりがひどいときに，ときどき締めつけられるような頭痛があったようです．その後徐々に頻繁になり，気づいたらほぼ毎日になったとのことです．ストレス問診票では，頭痛以外にも，睡眠が浅く何度か起きてしまう中途覚醒や，ふわふわするような浮動性めまい感を日中に感じることもあるようです．また，常に疲労感も感じています．

　反復緊張型頭痛は大多数の人で起こり，生活に及ぼす影響はわずかですが，慢性緊張型頭痛は生活の質を大きく低下させ，重度の障害を引き起こす深刻な頭痛です．**診断が困難であり，多くの症例で急性期治療薬の乱用，すなわち薬物の使用過多による頭痛の合併がみられます．**本症例においても，ほぼ毎朝市販複合鎮痛薬を内服しており，仕事を休みたい願望もありますので，日常生活への支障度が高い頭痛と考えていいでしょう．

　診察では，後頭部の後頸筋群や僧帽筋の肩部に圧痛点がありました．ご家族の不安が強いため頭部単純MRIを行いましたが，特記所見はありませんで

表1　慢性緊張型頭痛の診断基準

2.3 慢性緊張型頭痛
A）3カ月を超えて，平均して1カ月に15日以上（年間180日以上）の頻度で発現する頭痛で，かつB〜Dを満たす
B）数時間〜数日間，または絶え間なく持続する
C）以下の4つの特徴のうち少なくとも2項目を満たす 　①　両側性 　②　性状は圧迫感または締めつけ感（非拍動性） 　③　強さは軽度〜中等度 　④　歩行や階段の昇降のような日常的な動作により増悪しない
D）以下の両方を満たす 　①　光過敏，音過敏，軽度の悪心はあってもいずれか1つのみ 　②　中等度・重度の悪心や嘔吐はどちらもない
E）ほかに最適なICHD-3の診断がない

「国際頭痛分類 第3版」（日本頭痛学会・国際分類委員会／訳），p24，医学書院，2018より転載

した．以上より，頭痛自体は頭重感が主体で，夕方から夜にかけて悪化し，両こめかみを締め付けられ，吐き気はときにありますが動作での増悪がなく，アルコール摂取で改善することから，慢性緊張型頭痛と診断しました（表1)[1]．また，慢性的な頭痛以外にも，中途覚醒，浮動性めまい感，倦怠感を常日頃感じており，背景に精神的なストレス要因が存在している可能性を考えました．

3 鑑別の流れ

慢性片頭痛との鑑別は常に必要でしょう．一次性頭痛のなかで慢性頭痛を引き起こすものとしては，慢性片頭痛，慢性緊張型頭痛，慢性群発頭痛，持続性片側頭痛，新規発症持続性連日性頭痛があげられますが，**日常臨床で遭遇する慢性頭痛のほとんどが慢性片頭痛あるいは慢性緊張型頭痛です**．それぞれの頭痛の特徴や，慢性化するまでの経緯をしっかり聞きとって，両者の相違を常に意識して診察にあたりましょう．

ヒントを引き出す 質問のコツ

頭痛という主訴に引っ張られ，頭痛以外の症状に目を向けることを忘れてはいないでしょうか？頭痛はさまざまな誘因により悪化しますし，また，さまざまな共存症をもっています．慢性緊張型頭痛の共存症として特に重要なのは，不安障害や気分障害などの精神疾患ですので，そのような視点から診察することも重要です．

診断 2.3.1 頭蓋周囲の圧痛を伴う慢性緊張型頭痛
8.2.5 複合鎮痛薬乱用頭痛

4 治療・経過

本症例では，市販複合鎮痛薬が比較的有効ですが，半年以上ほぼ毎日内服しており，薬物の使用過多による頭痛を合併しています．また，緊張型頭痛も慢性化しており，予防療法の適応と考えます（表2)[2]．現在，主に用いられる予防薬として，ここでは三環系抗うつ薬の**アミトリプチリン**がエビデン

第1章　case11

表2　緊張型頭痛の予防療法に使用される代表的な薬剤

薬剤		一般名	エビデンスの確実性	推奨用量
抗うつ薬	三環系抗うつ薬	アミトリプチリン* クロミプラミン**	A B	5〜75 mg/日 75〜150 mg/日
	四環系抗うつ薬	マプロチリン** ミアンセリン**	B B	75 mg/日 30〜60 mg/日
	NaSSA	ミルタザピン**	B	30 mg/日
	SNRI	ベンラファキシン**	B	150 mg/日
抗てんかん薬		トピラマート**	C	50〜200 mg/日

*保険診療で適応外使用が認められている
**保険適用外
「頭痛の診療ガイドライン2021」（日本神経学会，他/監，「頭痛の診療ガイドライン」作成委員会/編），p276，医学書院，2021より改変して転載

スも多く広く使用されていますので説明します．一般的には，1日1回10 mg（夕食後）から開始し，口渇や便秘，眠気などの副作用に注意しながら徐々に増量していきます．ときに副作用が強い方もいますので，自験例では5 mgから開始することもあります．その患者さんの忍容性しだいで25〜50 mg程度まで徐々に増量しています．

　本症例では，市販複合鎮痛薬による乱用頭痛が合併しているため，原因薬物の内服をできれば10日未満に減量すること，すでに慢性化しているため頭痛自体を抑えるための予防療法が必要であることを説明し，アミトリプチリン10 mg　1日1回（夕食後）の内服を開始しました．また，肩こり，首こり対策として，チザニジン1 mg　1日1回（就寝前）の内服，頭痛体操や業務中に適宜休憩をとるなどの指導を行いました．何よりも慢性化の原因から解放されることが重要ですので，職場での理解や産業医による指導も含めた対応が必要です．しかしながら，職場での環境改善，本症例の場合は業務量を減らすことは，現実的には難しいことをよく経験しますので，職場の協力も含め根気よく治療していかなければなりません．

処方例（図1）

①**アミトリプチリン**（トリプタノール®）**錠**　10 mg　1回1錠　1日1回　夕食後　14日分

②**チザニジン**（テルネリン®）**錠**　1 mg　1回1錠　1日1回　就寝前　14日分

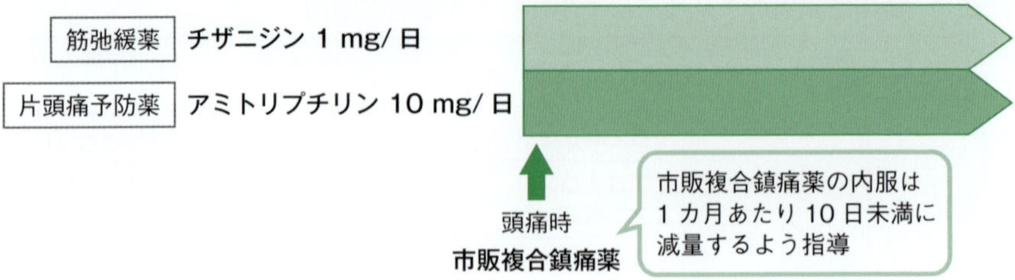

| 筋弛緩薬 | チザニジン 1 mg/ 日 |
| 片頭痛予防薬 | アミトリプチリン 10 mg/ 日 |

頭痛時
市販複合鎮痛薬

市販複合鎮痛薬の内服は
1 カ月あたり 10 日未満に
減量するよう指導

図1 本症例の処方

5 解説

　緊張型頭痛に対する予防療法として主に使用される薬は，抗うつ薬および抗てんかん薬になります．そのなかで保険診療上適応外使用が認められているのはアミトリプチリンのみです．共存症として不安や抑うつなどを背景に慢性緊張型頭痛に罹患している場合には，特によい適応になるでしょう．実際の臨床では心療内科と連携しながら診療を行いますので，他の抗うつ薬との併用に注意しながら使用しましょう．抗うつ薬の使用に自信がない場合は，心療内科や精神科との連携も躊躇せずに行いましょう．特に，過去に双極性感情障害を示唆するエピソードがある場合に，その使用により躁転化するリスクがありますので，精神科との連携が非常に重要です．

（土井　光）

■ 文献

1）「国際頭痛分類　第3版」（日本頭痛学会，国際頭痛分類委員会／訳），医学書院，2018
2）「頭痛の診療ガイドライン2021」（日本神経学会，日本頭痛学会，日本神経治療学会／監），医学書院，2021

第1章 case12

第1章 ケースファイル

35歳,男性,飲酒で目の奥がすごく痛くなります,去年も1カ月続きました

35歳の男性,会社員(営業職).右眼を中心とした激しい頭痛発作で受診した.いつも夜に飲酒すると必ず同様の痛みが誘発され,痛みのあまりのたうちまわる.昨年も同様の頭痛が約1カ月続いたが,いつの間にか治まっていた.

1 現病歴とこれまでの経過

病 歴 元来健康.受診1年前の春頃,飲酒後に右眼部を中心とした重度の激痛が出現した.痛みのあまりじっとしていられない状態だったが,30分程度で徐々に消退した.近医眼科を受診したが異常は指摘されなかったため,内科受診し一般鎮痛薬を処方された.その後も飲酒のたびに痛みが起こり,鎮痛薬は効果がなかった.しばらく飲酒は控えていたが,約1カ月でいつのまにか自然に軽快した.

20XX年5月再び飲酒後に右目を中心とした激痛が出現した.1時間くらいで消退したが,翌日より飲酒をしていないにもかかわらず毎晩2〜3時頃に同部位に激痛を認め目が覚めるようになったため,頭痛外来受診.

生活歴 喫煙20本×25年,飲酒ビール1L/日
既往歴・家族歴 特記事項なし
身体所見 診察時は頭痛なし.眼球結膜充血なし,瞳孔不同なし,対座法で診る範囲で視力・視野に障害なし.その他も明らかな神経学的異常なし
検査所見 頭部MRI検査(単純):明らかな脳血管障害や副鼻腔炎などなし

2 まず考えること・聞くべきこと

飲酒によって誘発され,周期的に起こる片側に限局した重度の頭痛です.1

年前にも同様の頭痛があり，眼科や内科を受診していますが診断には至らず，一般鎮痛薬は効果がありませんでした．

頭痛の部位は，眼の周囲を中心として側頭部や後頭部まで痛むことがありますが，必ず右側に限局しています．痛みの性状は突き刺すような痛みで，深夜に頭痛で目が覚めると痛すぎて横になっていられません．随伴症状として悪心・嘔吐などの消化器症状は伴わず，光過敏や音過敏は明らかではありません．頭痛以外の症状として頭部自律神経症状を想定して，流涙や充血，鼻閉・鼻漏，眼の腫れや瞼が下がる感じ，顔面の発汗の有無について具体的に質問すると，右流涙や鼻閉がありましたがそれ以外の症状はなさそうでした．片側性の頭痛で，かつ発作中に流涙や鼻漏などの頭部自律神経症状を伴うという特徴から，「国際頭痛分類 第3版（ICHD-3）」[1]の3.「**三叉神経・自律神経性頭痛（trigeminal autonomic cephalalgias：TACs）**」が疑われ，そのなかでも発作の持続時間から**3.1「群発頭痛（表1）」**と考えられました．

表1　群発頭痛の診断基準

3.1 群発頭痛
A．B〜Dを満たす発作が5回以上ある
B．（未治療の場合に）重度〜きわめて重度の一側性の痛みが眼窩部，眼窩上部または側頭部のいずれか1つ以上の部位に15〜180分間持続する
C．以下の1項目以上を認める ①頭痛と同側に少なくとも以下の症状あるいは徴候の1項目を伴う 　　a）結膜充血または流涙（あるいはその両方） 　　b）鼻閉または鼻漏（あるいはその両方） 　　c）眼瞼浮腫 　　d）前額部および顔面の発汗 　　e）縮瞳または眼瞼下垂（あるいはその両方） ②落ち着きのない，あるいは興奮した様子
D．発作の頻度は1回/2日〜8回/日である
E．ほかに最適なICHD-3の診断がない
3.1.1 反復性群発頭痛
A．3.1「群発頭痛」の診断基準を満たす発作があり，発作期（群発期）が認められる
B．（未治療の場合に）7日〜1年間続く群発期が，3カ月以上の寛解期をはさんで2回以上ある
3.1.2 慢性群発頭痛
A．3.1「群発頭痛」の診断基準を満たす発作があり，Bを満たす
B．1年間以上発作が起こっており，寛解期がないか，または寛解期があっても3カ月未満である

「国際頭痛分類 第3版」（日本頭痛学会・国際分類委員会/訳），pp29-30, 医学書院, 2018より転載

3 鑑別の流れ

　二次性頭痛でもTACsの特徴が当てはまる疾患は多いことから，**診断のためには必ず頭部画像検査などを実施し，器質的疾患を除外しなければなりません**．症候性に群発頭痛様の頭痛をきたす疾患としては，特に下垂体病変や動脈瘤や動脈解離などの脳血管疾患に注意が必要です．また，痛みの部位からは副鼻腔炎などの耳鼻科疾患，緑内障など眼科疾患にも留意します．本症例では頭部MRI検査や血液検査で異常がないことを確認しましたが，治療経過で治療抵抗性を認める場合は造影検査や髄液検査なども検討し，器質疾患の鑑別には細心の注意を払う必要があります．

　一次性頭痛で考えると，発作の持続時間が30～60分と短いこと，発作中に痛くてじっとできないこと（体動で悪化しないこと），消化器症状や光過敏・音過敏を伴わないこと，などからまず典型例としての片頭痛は否定的でした．TACsのなかの鑑別としては，発作持続時間が重複している部分があることから，経過によっては3.2「**発作性片側頭痛**」も考慮します（図1）．そのうえで，初診時の診断としては群発頭痛，なかでも初回の群発期から発作間歇期が約1年みられていたことから，3.1.1「**反復性群発頭痛**」と考えられ

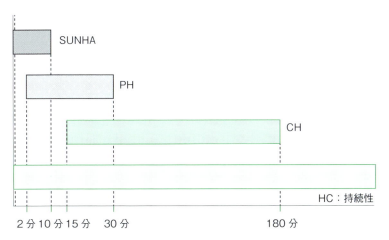

図1　**発作持続時間によるTACsの鑑別**
CH：群発頭痛，PH：発作性片側頭痛，SUNHA：短時間持続性片側神経痛様頭痛，HC：持続性片側頭痛
文献1を元に作成

ました.

> **ヒントを引き出す 質問のコツ**
>
> TACsの診断には頭部自律神経症状の有無がポイントになります.診断基準内には,おもに頭部副交感神経系の自律神経症状として,「結膜充血」,「流涙」,「鼻閉または鼻漏」,「眼瞼浮腫」,「前額部および顔面の発汗」,「縮瞳または眼瞼下垂」が記載されています.これらの症状を自分から訴えられる患者は少ないため,問診時に具体的に提示して確認しましょう.しかし,これらの症状の一部は気づきにくいものもあります.初診時に確認できない場合は,次の頭痛発作時に自分の顔を鏡で見るように患者へ依頼しておくとよいでしょう.

診断 3.1.1 反復性群発頭痛

4 治療・経過

　急性期治療薬は,患者は即効性のある薬剤を希望し自己注射にも抵抗がなかったことから,スマトリプタン皮下注を処方しました.発作回数は1回/日と多くありませんでしたが,連日性にみられ生活に支障をきたしており,前年と同様に群発期は約1カ月続くと考えられたため,予防療法も提案しました.短期的なステロイドの使用は副作用や漸減する服用方法が煩わしいとのことで希望されず,効果の発現は緩やかであることを説明したうえでベラパミル単独での治療を選択しました.処方に先立っては,12誘導心電図で徐脈や伝導ブロックなどの異常がないことを確認し,患者には徐脈や血圧低下で気分不良があった場合は服用を中止するように説明しました.忍容性の点から,まず120mg/日で開始して7日間使用し,副作用などの問題がなければ240mg/日に増量するように伝えました.また,患者自身がすでに体感していましたが,群発頭痛の発作は飲酒で誘発されることを説明し,群発期は禁酒することを勧めました.

日付	生理	頭痛の程度 午前 / 午後 / 夜			影響度	MEMO (頭痛のタイプ, はき気, 前ぶれ, 原因など)
／(月)	痛 薬	—	—	正ﾉ (イ)	‖	受診日 注射は問題なくできた.
／(火)	痛 薬	—	—	正ﾉ (イ)	‖	注射は良く効いて 頭痛は改善した
／(水)	痛 薬	—	—	‖	＋	痛みはあったが薬を 使う程ではなかった
／(木)	痛 薬	—	—	正ﾉ (イ)	‖	
／(金)	痛 薬	—	—	正ﾉ	‖	
／(土)	痛 薬	—	—	正ﾉ (イ)	‖	
／(日)	痛 薬	—	—	正ﾉ	＋	
／(月)	痛 薬	—	—	正ﾉ (イ)	‖	ベラパミルを1回2錠 に増やした.
／(火)	痛 薬	—	—	—	—	頭痛なし！
／(水)	痛 薬	—	—	‖	＋	
／(木)	痛 薬	—	—	正ﾉ (イ)	‖	
／(金)	痛 薬	—	—	—	—	頭痛なし！
／(土)	痛 薬	—	—	正ﾉ	＋	痛みが軽くなって いるように感じる
／(日)	痛 薬	—	—	—	—	今週になって頭痛 が減っている

日付	生理	頭痛の程度 午前 / 午後 / 夜			影響度	MEMO (頭痛のタイプ, はき気, 前ぶれ, 原因など)
／(月)	痛 薬	—	—	＋	＋	
／(火)	痛 薬					
／(水)	痛 薬	—	—	正ﾉ (イ)	＋	久しぶりに頭痛
／(木)	痛 薬					
／(金)	痛 薬					
／(土)	痛 薬					
／(日)	痛 薬					
／(月)	痛 薬					
／(火)	痛 薬					
／(水)	痛 薬					
／(木)	痛 薬					
／(金)	痛 薬					
／(土)	痛 薬					飲酒してみたが頭痛 は起こらなかった
／(日)	痛 薬					

図2　頭痛ダイアリー

イ：イミグラン

処方例（図3）

① **ベラパミル**（ワソラン®）**錠**　40 mg　1回1錠　1日3回　毎食後　7日分

② **ベラパミル錠**　40 mg　1回2錠　1日3回　毎食後　7日分　①が終了してから

③ **スマトリプタン**（イミグランキット皮下注3 mg）1筒　1回3 mg　頭痛時　1時間以上あけて1日2回まで　10回分

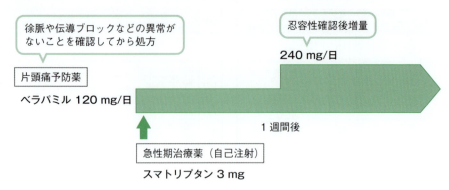

図3 本症例の処方

　2週間後に再診とし，病状を確認しました．スマトリプタン皮下注射は発作頓挫に有効で，自己注射の手技も不安はありませんでした．ベラパミルは軽度の便秘傾向を認めたものの重篤な副作用なく継続できており，発作は軽減しスマトリプタンは不要となっていました．ベラパミルは引き続き2週間は同量で使用するように指導し，以後も発作が完全に治まっているようであれば次の2週間は1回1錠に減量した後に終了するように伝えました．4週後には発作は寛解し終診となりました．

5 解説

　群発頭痛は片頭痛や緊張型頭痛と比較すると稀な一次性頭痛ですが，発作の程度がきわめて重度であることから患者は医療機関を受診することが多く，日常診療で遭遇するのはそれほど稀ではありません．しかし，本症例のように，初診時，もしくは長期間にわたって正しい診断や治療を受けていない群発頭痛患者は多数存在しているのではないかと考えられています．一方で，最近は患者自身が群発頭痛についてあらかじめインターネットなどで調べたうえで受診することが増えてきました．

　群発頭痛の発症年齢は20〜40歳で男性に多いとされてきましたが，近年では女性での報告も増え，男女差は縮小傾向にあります．わが国の調査[2]では男女比が3.8：1で，発症年齢は平均31歳と報告されています．また，ほとんどが反復性群発頭痛で慢性群発頭痛の患者の割合は3.5％と欧米（10〜

21％）と比較して低いです．反復性群発頭痛の発作には周期性がみられることが知られており，季節は春や秋に多く，夜間睡眠中に起こりやすい傾向があります．発作の誘発因子・増悪因子としてはアルコール飲料，ニトログリセリン，ヒスタミンがありますが，発作間歇期には曝露しても影響がありません．また，患者の特徴として大酒家や愛煙家が多いことも報告されています[2,3]．

　群発頭痛の治療を表にまとめます（表2）[4]．発作は激痛で持続時間が15分〜3時間と比較的短時間であることから，治療薬には効果発現が迅速であることが求められます．スマトリプタン皮下注射は最も有用性が高く，国内外

表2　群発頭痛の治療

	エビデンスの確実性	推奨度
急性期治療		
スマトリプタン皮下注	A	強い
スマトリプタン点鼻液**	B	弱い
ゾルミトリプタン経口薬**	B	弱い
高濃度酸素吸入	A	強い
オクトレオチド**	C	弱い
NSAIDs	C	弱い
短期予防療法		
ステロイド*	C	弱い
後頭神経ブロック**	C	弱い
予防療法		
ベラパミル*	B	弱い
ロメリジン**	B	弱い
ガルカネズマブ**	A	弱い
ガバペンチン**	C	弱い
トピラマート**	C	弱い
バクロフェン**	C	弱い

NSAIDs：non steroidal anti-inflammatory drugs
*保険診療で適応外使用が認められている
**保険適用外
エビデンスの確実性：A（高），B（中），C（低い）
文献2を元に作成

の診療ガイドラインでファーストラインの治療として推奨されています．海外ではスマトリプタン20 mg点鼻薬やゾルミトリプタン5 mgおよび10 mgの経口薬での有効例の報告があり使用されていますが，わが国では群発頭痛に対して保険適用がありません．その他に，高濃度酸素吸入も急性期治療として多くの国で採用されている推奨度の高い治療です．トリプタンが副作用や合併症で使用できない場合や，1日の発作回数が2回以上でスマトリプタンの使用上限量では対応しきれない場合に使用を検討します．治療には高濃度・高流量の酸素吸入が必要であり，低流量の酸素や鼻カヌラでの吸入，スポーツ用の携帯用酸素吸入では効果がありません．わが国の診療ガイドライン[4]では「**酸素（＞90％）の15分間の吸入（フェイスマスクの側管より7 L/分）**」のプロトコールが推奨されています．また，2018年に群発頭痛患者に対する在宅酸素療法がわが国でも保険適用となり処方できるようになりました．

予防療法では**ベラパミル**の適応外使用が認められています．海外では360 mg/日の使用を推奨されていますが，わが国の使用上限量は240 mg/日です．心伝導系への影響や血圧低下，心不全など重篤な副作用があるため，使用前にあらかじめ12誘導心電図を確認し，120 mg/日の低用量から開始し忍容性をみて増量することが勧められます．他のカルシウム拮抗薬では，ロメリジンが臨床試験でわずかに予防効果を認めましたが，2024年12月現在までのところ群発頭痛での保険適用はありません．また，米国では反復性群発頭痛に対してカルシトニン遺伝関連ペプチド（CGRP）抗体薬であるガルカネズマブ300 mg（片頭痛での使用量は初期240 mg/月，維持量120 mg/月）を用いた治療の有効性が示されたことから[5]，2019年よりファーストラインの予防薬として認可されましたが，わが国では臨床試験も行われていません．

短期的な予防療法として，**ステロイド**の適応外使用が認められています．最近の研究では，反復性群発頭痛に対してベラパミル単独使用よりもステロイドを併用する方が発作回数を有意に低下させることが明らかになりました[6]．頭痛専門医はベラパミルと併用して**プレドニゾロン40～60 mg/日を2週間程度で漸減終了するプロトコール**を用いることが一般的です．ただし，ステロイドは長期的な予防効果はないため，必ず他の予防薬と併用し，慢然と使用しないようにしなければなりません．

群発頭痛の治療は選択肢が多くありません．特に，ファーストラインの治

療が副作用で行えない場合や慢性群発頭痛患者では治療に難渋します．主要な治療薬を用いても発作のコントロールがうまくいかない場合は頭痛専門医に相談しましょう．

近年，海外では，薬剤抵抗性の難治例に対して，電気や磁気の刺激を用いたいわゆるニューロモデュレーション治療が試みられています[7]．特に，簡易的なデバイスを用いた**非侵襲的迷走神経刺激療法（non-invasive vagal nerve stimulation：nVNS）**や比較的侵襲の少ない**翼口蓋神経節刺激療法**での有用性が注目されています．これらの治療は今後わが国でも治療選択肢の1つとして臨床応用されることが期待されています．

（石﨑公郁子）

■ 文献

1） 「国際頭痛分類 第3版」（日本頭痛学会・国際頭痛分類委員会／訳），医学書院，2018

2） Imai N, et al：Clinical profile of cluster headaches in Japan：low prevalence of chronic cluster headache, and uncoupling of sense and behaviour of restlessness. Cephalalgia, 31：628-33, 2011

3） Lund N, et al：Cluster headache is associated with unhealthy lifestyle and lifestyle related comorbid diseases：Results from the Danish Cluster Headache Survey. Cephalalgia, 39：254-263, 2019

4） 「頭痛の診療ガイドライン2021」（日本神経学会，他／監，「頭痛の診療ガイドライン」作成委員会／編），医学書院，2021

5） Goadsby PJ, et al：Trial of Galcanezumab in Prevention of Episodic Cluster Headache. N Engl j Med, 381：132-141, 2019

6） Obermann M, et al：Safety and efficacy of prednisone versus placebo in short-term prevention of episodic cluster headache：a multicentre, double-blind, randomised controlled trial. Lancet Neurol, 20：29-37, 2021

7） Halker Singh RB, et al：Neuromodulation for the Acute and Preventive Therapy of Migraine and Cluster Headache. Headache, 59：33-49, 2019

第1章 ケースファイル

CASE
(13) 62歳，女性，頭痛がひどくて涙が出ます．1日中くり返し起こり，痛み止めが効きません…

62歳，女性．左眼窩部から前頭部を中心とした，きりきりズキズキするような激しい痛みを訴え受診．痛みは流涙を伴い，30秒〜1分程度持続し，日に何度もくり返している．

1 現病歴とこれまでの経過

現病歴 2年前左眼窩部付近を中心とした30秒〜1分程度の激痛が間欠的に1日中続いた．同部位に皮疹の出現はなかった．咀嚼で誘発されたことから歯科受診したが齲歯など治療が必要な異常はなかった．近医脳神経外科受診し頭部MRI精査を受けたが異常がなく，三叉神経痛と診断された．カルバマゼピンとロキソプロフェンを処方されたが著効せず，約1カ月続き自然に軽快した．

今回，受診の1週間前から以前と同様の発作が出現．痛みには左流涙を伴った．発作の持続時間は1分前後で，1日に20〜40回みられた．近医眼科を受診したが異常なく，近医内科で一般鎮痛薬を処方されたが効果がなかった．重度の痛みが続くため，頭痛外来を受診した

既往歴 高血圧で治療中　　家族歴 特記事項なし

身体所見 顔面に皮疹なし．診察時に頭痛発作あり．頭痛時には左眼球結膜充血，左流涙あり．眼窩部を押さえてうずくまる．痛みの範囲は左眼窩部を中心とし，前額部に及ぶ．軽度左眼瞼下垂あるが瞳孔不同なし．対座法で確認できる範囲で視力・視野に異常なし．発作は約1分程度持続して治まった．痛みが起こった部位を触れても新たな痛みは誘発されなかった

検査 頭部MRI検査：脳血管障害を疑う異常信号域や小脳橋角部，後頭蓋窩，下垂体を含め明らかな脳腫瘍を疑う陰影を認めない．また，左三叉神経

94 頭痛診療が劇的に変わる！

root-entry zoneに明らかな神経血管圧迫像は認めない．MRAでも明らかな異常なし

2 まず考えること・聞くべきこと

　本症例の発作は，左に症状が限局した持続時間の短い激痛発作です．痛みはいったん起こるとしばらく起こらないこともあれば，間隔をあけずに続けてすぐに起こることもあり，三叉神経痛でみられるような不応期はありませんでした．痛みは咀嚼だけではなく，洗顔や化粧の際にも誘発されることがありました．また，痛みの随伴症状として，同側の流涙，眼球結膜充血，軽度の眼瞼下垂といった頭部自律神経症状がみられることが診察時に確認できました．これによって一次性頭痛の中では，国際頭痛分類 第3版（ICHD-3）[1]の3.「三叉神経・自律神経性頭痛 （trigeminal autonomic cephalalgia：TACs）」の可能性が考えられました．

3 鑑別の流れ

　一次性頭痛では，TACs，4.7「穿刺様頭痛」，13.1.1「三叉神経痛」が鑑別にあがります．一次性穿刺様頭痛は，痛みの部位は三叉神経領域外が多いこと，頭部自律神経症状は伴わないことから除外されました．三叉神経痛は，好発部位はV2，V3領域であること，不応期があること，頭部自律神経症状は伴わないことから否定的でした．

　TACsのなかでは，持続時間の短さから3.3「短時間持続性片側神経痛様頭痛発作 （short-lasting unilateral neuralgiform headache attacks：SUNHA）」が最も考えられ，流涙，眼球充血を随伴していることから3.3.1「結膜充血および流涙を伴う短時間持続性片側神経痛様頭痛発作 （short-lasting unilateral neuralgiform headache with conjunctival injection and tearing：SUNCT）」と判断しました．しかし，3.2「発作性片側頭痛（paroxysmal hemicrania：PH）」の可能性は完全には否定できないと考え，診断的治療としてインドメタシン製剤を選択することを検討しました．また，発作が始まって1カ月が経過していましたが，前回の発作から約1年が空いていたことから，初診時の診断としては反復性SUNCTと考えました（表1）．

表1 SUNCTの診断基準

3.3 短時間持続性片側神経痛様頭痛発作
A. B〜Dを満たす発作が20回以上ある
B. 中等度〜重度の一側性の頭痛が，眼窩部，眼窩上部，側頭部またはその他の三叉神経支配領域に，単発性あるいは多発性の刺痛，鋸歯状パターン（saw-tooth pattern）として1〜600秒間持続する
C. 頭痛と同側に少なくとも以下の頭部自律神経症状あるいは徴候の1項目を伴う ① 結膜充血または流涙（あるいはその両方） ② 鼻閉または鼻漏（あるいはその両方） ③ 眼瞼浮腫 ④ 前額部および顔面の発汗 ⑤ 縮瞳または眼瞼下垂（あるいはその両方）
D. 発作時期の半分以上においては，発作の頻度が1日1回以上である
E. ほかに最適なICHD-3の診断がない
3.3.1 結膜充血および流涙を伴う短時間持続性片側神経痛様頭痛発作（SUNCT）
A. 3.3「短時間持続性片側神経痛様頭痛発作」の診断基準を満たす発作がある
B. 痛みと同期に，以下の両方を認める ① 結膜充血 ② 流涙
3.3.1.1 反復性SUNCT
A. 3.3.1「結膜充血および流涙を伴う短時間持続性片側神経痛様頭痛発作」の診断基準を満たす発作があり，発作期が認められる
B. （未治療の場合に）7日〜1年間続く発作期が，3カ月以上の寛解期をはさんで2回以上ある

「国際頭痛分類 第3版」（日本頭痛学会・国際分類委員会/訳），pp31-2，医学書院，2018より転載

　　二次性SUNHAについてこれまで多数例が報告されていることから，**画像検査は必須**です．特に橋，延髄などの脳幹部や下垂体を含む海綿静脈洞付近，眼窩部，副鼻腔，頸動脈の病変に留意します．本症例では明らかな器質疾患は認めませんでした．近年，SUNHA症例で典型的三叉神経痛と同様に三叉神経神経起始部（root entry zone：REZ）の血管圧迫（neuro-vascular compression：NVC）を認める報告が増えていますが[2]，本症例では認めませんでした．

第1章　case13

> ┌─ ヒントを引き出す ─┐
> **質問のコツ**
>
> 　TACsの診断では発作の持続時間や頻度が重要です．短い発作時間を確認する場合は，診察中に発作は認めなくても，目を閉じて発作の体感時間を知らせてもらい，それをカウントするとよいでしょう．

診断　3.3.1.1 反復性SUNCT

4 治療・経過

　初診時の診断としては3.3.1.1「**反復性SUNCT**」を考え，予防療法としてラモトリギン25 mgを開始しました．急性期治療薬は，PHの鑑別も目的としてインドメタシ・ファルネシルを胃薬（レバミピド）と併せて処方しました．なお，インドメタシン・ファルネシルはインドメタシンのプロドラッグですが，200 mgでインドメタシンの換算量としては25 mgとなります．

処方例（図1）

① **ラモトリギン**（ラミクタール®）錠　25 mg　1回1錠　1日1回　夕食後　14日分

② **インドメタシン・ファルネシル**（インフリー®カプセル）　200 mg　1回1錠　頭痛時

③ **レバミピド**（ムコスタ®）錠　100 mg　1回1錠　頭痛時

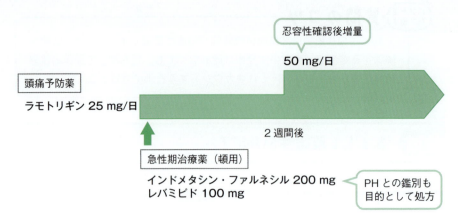

図1 本症例の処方

　2週間後の再診時には発作頻度は減少し，発作がない日もみられるようになっていました．インドメタシン・ファルネシルは1回使用したものの十分な効果はなく，その後は使用していませんでした．ラモトリギンの副作用として多形滲出性紅斑など重篤な症状の出現はなく，軽度の眠気はありましたが耐えられるほどだったことから，50 mg/日に増量しました．4週間後の再診時には発作は完全に消失しました．ラモトリギンが有効であり，インドメタシン製剤が無効だったことからPHは診断から除外できました．

5 解説

　SUNHAは稀な一次性頭痛で，SUNCTが2004年の「国際頭痛分類 第2版」，頭部自律神経症状を伴う短時間持続性片側神経痛様頭痛発作（Short-lasting unilateral neuralgiform headache attacks with cranial autonomic symptoms：SUNA）が現行の第3版からTACsに分類され，診断基準が掲載されました．それぞれ，発作の寛解期・頻度によって反復性と慢性があります．

　TACsの分類には**発作の持続時間**が重要ですが，SUNHAの発作は①単発性の刺痛，②多発性の刺痛，③鋸歯状の刺痛と3パターン（図2）があり，特に③では持続時間600秒以上となる場合も多く，平均が1,165秒（5〜12,000秒）と報告されており[3]，他のTACsと鑑別診断が難しい場合があります．こ

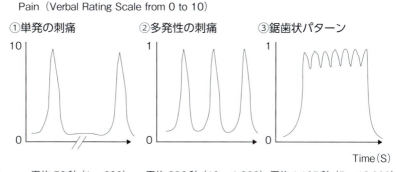

図2 SUNHA発作の3パターン
文献3を元に作成

のように発作の持続時間で鑑別できない場合，TACsでは**治療への反応性をみることが有用**となります．それぞれの治療に対する反応性を図3[4]に示します．

　SUNHAの治療として確立した方法はありません．症例数が少ないことからエビデンスレベルの高い臨床試験は行われていませんが，これまでの症例の蓄積により，予防療法としてラモトリギンが有効であることが示されてきています．「頭痛の診療ガイドライン2021」[5]でも，弱い推奨度でエビデンスの確実性は低いとしながらも，「症例研究などからはラモトリギンが最も有効で，その他にガバペンチンやトピラマートが有効とされている」と記載されています．

　ラモトリギンは，用量依存性で副作用を認め，ときに致死的な皮膚症状を伴うことがあります[6]．そのため，まずは25 mg/日で開始し，2週間ごとに状態を確認しながら少しずつ増量することが大切です．もし共存症などでバルプロ酸を服用している場合は25 mg/日を隔日で開始し，増量にはさらに時間をかける必要があります．用いられる用量は，海外では600〜700 mg/dLの高用量での有効性が報告されていますが，わが国での最大使用上限量は400 mg/日でバルプロ酸併用例では200 mg/日です．

　また，難治例に対してガイドライン[5]では，「日常生活に非常に強く影響するような頭痛にはリドカインの静注も有効とする報告もある」とあり，わが

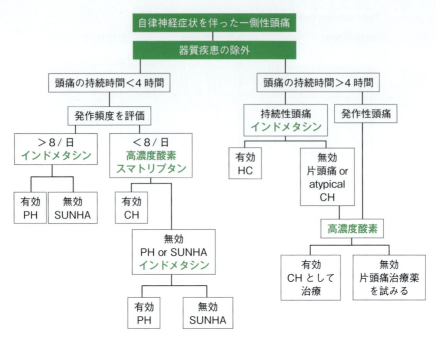

図3 治療を用いたTACsの鑑別診断フローチャート
CH：群発頭痛，PH：発作性片側頭痛，SUNHA：短時間持続性片側神経痛様頭痛発作，HC：持続性片側頭痛
文献4を元に作成

国でも使用報告があります[6]．しかし，リドカインの静注は，心臓の刺激伝導系に対する影響やせん妄，不穏，振戦など重篤な副作用などに留意しなければならないことから，心電図をモニタリングしながら入院で行う必要があります．こういった場合は，頭痛専門医に相談する方がよいでしょう．また，最近の話題として，薬剤抵抗性SUNHAで，痛みと同側の三叉神経にNVCを認める症例に対して，微小血管減圧術が有効であったとの報告が増えており[7]．難治例に対する新たな治療の選択肢となりつつあります．

SUNHAは稀な疾患ですが，QOLが阻害される重症度の高い疾患です．少しずつ症例が蓄積していることで，経験的に有効な治療法が明らかになってきました（図4）．今後さらに質の高い検討が進み，さらに適切な対応の解明が進むことが期待されています．

（石﨑公郁子）

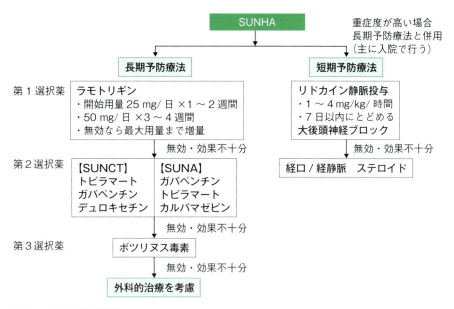

図4 SUNHAの治療
2024年現在，採用されている治療について，ガイドライン[5]と直近のレビュー[8]より作成．
ただし，わが国で頭痛治療としての保険適用はない．

■ 文献

1) 「国際頭痛分類 第3版」（日本頭痛学会・国際頭痛分類委員会／訳），医学書院，2018
2) Lambru G, et al：Trigeminal neurovascular contact in SUNCT and SUNA：a cross-sectional magnetic resonance study. Brain, 143：3619-3628, 2020
3) Cohen AS：Short-lasting unilateral neuralgiform headache attacks with conjunctival injection and tearing. Cephalalgia, 27：824-832, 2007
4) Benoliel R：Trigeminal autonomic cephalgias. Br J Pain, 6：106-123, 2012
5) 「頭痛の診療ガイドライン2021」（日本神経学会，他／監，「頭痛の診療ガイドライン」作成委員会／編），医学書院，2021
6) Kikui S, et al：Clinical profile of SUNCT/SUNA in Japan：A clinic-based study. Cephalalgia Report 2, 2019
7) Kang MK & Cho S：SUNCT, SUNA and short-lasting unilateral neuralgiform headache attacks：Debates and an update Cephalalgia, 44：3331024241232256, 2024
8) Lambru G et al：Trigeminal microvascular decompression for short-lasting unilateral neuralgiform headache attacks. Brain, 145：2882-2893, 2022

第1章 ケースファイル

CASE
14
35歳，男性，性行為中に強い頭痛がします，大丈夫でしょうか…？

35歳の男性．2～3カ月前から性行為中にひどい頭痛が出現するようになり，市販鎮痛薬も効果がなく一向に改善しないため受診した．

1 現病歴とこれまでの経過

病　歴　過去に同様の頭痛はなかったが，受診の2～3カ月前から性行為の際に頭痛が出現するようになった．性行為中に突然重度の頭痛が出現し，性行為を中断せざるを得ないほどであり，ピークは10分程度だが，その後も頭痛は持続し翌日になり徐々に改善していた．市販の鎮痛薬を内服したが効果はなかった．一方，性行為以外での頭痛は自覚していない．1人目の子どもが生まれ3年が経過，妻に2人目を求められているプレッシャーからではないか，精神的なものではないかと悩み受診した．

身体所見　特記所見なし

神経学的所見　特記所見なし

家族歴　特記所見なし

既往歴　急性虫垂炎，アレルギー性鼻炎

頭部単純MRI　特記所見なし

2 まず考えること・聞くこと

　性の悩みというのは患者さんにとって相談しにくいことではないでしょうか？それでも受診されたということは，本当に困っていると考えられますので，医師として客観的に対応していくことが求められます．本症例の場合，頭痛の性状については，ピークは10分以内ということですが，ピークに達する時間の確認を行いましょう．突然発症で1分未満でピークに達する場合は，

雷鳴頭痛を念頭に置き，緊急性のある頭痛であるかの判断が必要です．また，性行為以外にも頭痛が起こるのか，性行為のどのタイミングで頭痛が起こるかなど，頭痛が起こる状況も重要です．

本症例では，性行為以外に頭痛の要因はなく，頭痛は射精の直前，すなわちオルガスム直前に一気に頭全体に激烈な痛みのピークが来ます．ひどい状態は10分程度続き，徐々に程度は軽くなるようですが，翌日まで続き，睡眠も妨げられることもあるようです．

3 鑑別の流れ

頭痛が起こる状況の確認が最も重要です．性行為に伴う一次性頭痛のみならず，さまざまな要因により誘発される一次性頭痛があります（表1）[1]．「国際頭痛分類 第3版」では，その他の一次性頭痛として，咳嗽，運動，性行為，寒冷刺激，睡眠などにより誘発される頭痛が分類されておりますので，しっかりと頭痛の誘因を聞きとるようにしましょう．また，性行為に伴う一次性頭痛の場合，**初発なのか，あるいは反復性なのかの確認**も重要です．特に初発の場合は，先ほど説明した雷鳴頭痛の鑑別として，くも膜下出血，可逆性

表1 さまざまな要因により引き起こされるその他の一次性頭痛

その他の一次性頭痛	
4.1	一次性咳嗽性頭痛
4.2	一次性運動時頭痛
4.3	性行為に伴う一次性頭痛
4.4	一次性雷鳴頭痛
4.5	寒冷刺激による頭痛
4.6	頭蓋外からの圧力による頭痛
4.7	一次性穿刺様頭痛
4.8	貨幣状頭痛
4.9	睡眠時頭痛
4.10	新規発症持続性連日性頭痛（NDPH）

「国際頭痛分類 第3版」（日本頭痛学会・国際分類委員会/訳），M35-36，医学書院，2018より作成

表2　性行為に伴う一次性頭痛の診断基準

4.3 性行為に伴う一次性頭痛
A） B～Dを満たす頭部または頸部（あるいはその両方）の痛みが2回以上ある
B） 性行為中にのみ誘発されて起こる
C） 以下の1項目以上を認める 　① 性的興奮の増強に伴い，痛みの強さが増大 　② オルガズム直前か，あるいはオルガズムに伴い突発性で爆発性の強い痛み
D） 重度の痛みが1分～24時間持続，または軽度の痛みが72時間まで持続（あるいはその両方）
E） ほかに最適なICHD-3の診断がない

「国際頭痛分類 第3版」（日本頭痛学会・国際分類委員会／訳），p39，医学書院，2018より転載

　脳血管攣縮症候群（reversible cerebral vasospastic syndrome：RCVS）などの二次性頭痛に注意が必要ですので，必要に応じて画像検査を行いましょう（表2)[1]．

4.3 性行為に伴う一次性頭痛

4 治療・経過

　本症例では，性行為以外のときには目立った頭痛はなく，性行為，特にオルガズム直前に頭痛が引き起こされることをくり返しています．「頭痛の診療ガイドライン2021」では，患者さんだけでなくパートナーにもこの疾患に対する理解をしてもらうこと，すなわち頭痛が完全に消失するまで性行為を控えるように指導する必要があります．一方，性行為を行うのであれば，インドメタシン50～100 mgを性行為1～2時間前の内服や，ナラトリプタンなどのトリプタンの内服が有用であるという報告が散見されます．また，予防的にプロプラノロールやジアゼパムの内服を行う報告もあります．

　よって，本症例では，ご本人に頭痛の特徴を十分説明したうえで，頭痛が消失するまで性行為を控えることで寛解することが多いため，それまでは性行為は控えてもらうように説明しました．特にパートナーの理解も必要です

ので，必要あれば一度一緒に受診してもらうように説明しました．しかし，どうしても性行為が必要な場合は，アセメタシン 30 mg を性行為 1〜2 時間前に内服するように指導しました．その後しばらくの期間，薬の効果もあったりなかったりしたようですが，3〜4 カ月後には自然に頭痛は消失しました．

処方例（図 1）

① **アセメタシン**（ランツジール®コーワ）錠　30 mg　1 回 1 錠　性行為 1〜2 時間前　10 回分

図 1　本症例の処方

5　解説

　性行為に伴う一次性頭痛は，性的興奮に伴い，痛みの強さが増大する場合と，オルガスム直前か，あるいはオルガスムに伴い突発性で爆発性の強い痛みを起こす場合があります．女性より男性が多く，片側性より両側性で後頭部あるいはびまん性であることが多いです．ほとんどの症例で自律神経症状を伴いません．予後は比較的良好で，発作性に起こり寛解していくタイプが多いですが，25％程度で慢性化する報告もありますので，注意が必要です．

　その他の一次性頭痛では，性行為に伴う一次性頭痛のみならず，インドメタシンが有効な頭痛が多く，一次性咳嗽性頭痛，一次性運動性頭痛，一次性穿刺様頭痛，睡眠時頭痛があげられます．また，インドメタシンにより完全に寛解する頭痛には，発作性片側頭痛，持続性片側頭痛があげられます．ただし，2024 年 11 月現在，日本では，インドメタシン錠は発売中止となっていますので，インドメタシン坐剤を用いるか，あるいはインドメタシンプロドラッグを使用します（表 3）[2, 3]．

（土井　光）

表3　インドメタシンの薬剤一覧

	分子量	100 mg中のインドメタシン	経口吸収率	標準投与量でのインドメタシン換算
インテバンSP（坐剤）® (12.5 mg, 25.0 mg, 50.0 mg) （インドメタシン）	357.79	100 mg	100%	75 mg
インフリー® (100 mg, 200 mg) （インドメタシンファルネシル）	562.15	63.6 mg	20%	51 mg（200 mg×2）
ランツジール® (30 mg) （アセメタシン）	415.82	86.0 mg	ほぼ100%*	77.4 mg（30 mg×3） 154.8 mg（60 mg×3）
ミリダシン® (90 mg) （プログルメタシンマレイン酸塩）	1,076.58	33.2 mg	ほぼ100%	89.64 mg（90 mg×3）

我が国で使用可能なインドメタシンとインドメタシンプロドラッグは4種類である（2024年11月現在）
インドメタシン錠は2019年3月に発売中止
*アセメタシン（ランツジール®）は消化管からほぼ完全に吸収され，かつ速やかにインドメタシンに変換される.
文献2，3より引用

■ 文献

1）「国際頭痛分類 第3版」（日本頭痛学会，国際頭痛分類委員会/訳），医学書院，2018

2）土井 光：発作性片側頭痛，短時間持続性片側神経痛様頭痛発作，持続性片側頭痛の治療Update. 日本頭痛学会誌，50：565-570，2024

3）伊藤昭文，他：Acemetacin（K-708）の体内動態—イヌおよびサルにおける吸収，排泄および代謝—，薬理と治療，9：4981-4994，1981

第1章　ケースファイル

CASE 15　52歳，男性，ゴルフ中に急に頭痛が…毎日片側後頭部が痛いです

52歳の男性．ゴルフ中に後頭部痛を自覚した．後頭部に頭重感が残存するものの通常の生活を送っていたが，症状が続くため近医脳神経外科クリニックを受診した．頭部CTでは異常を認めず，鎮痛薬が処方された．その後，服薬しても症状が改善せず後頭部痛が続くため，発症から4日後に受診した．

1　現病歴とこれまでの経過

病歴　X-4日，ゴルフのショット時に，突然強い後頭部痛を自覚した．その後，頭痛は続くもののプレーは続行し，帰宅後に市販鎮痛薬を服用し就寝した．翌朝，頭痛は改善していたが，はじめての強い頭痛で頭重感が続いているため，X-3日に近医脳神経外科クリニックを受診した．当日施行した頭部CTでは異常を認めず，ストレートネックによる頭痛の診断で，鎮痛薬と筋弛緩剤が処方された．仕事はいつも通り続いていたが，薬の効果は実感できず，下を向くと後頭部から頸部の痛みが増強した．X日，症状が改善しないため当院を受診した．

既往歴　健診で高血圧を指摘されていたが未受診．これまで反復性頭痛の既往なし

生活歴　喫煙 40本/日×30年，飲酒 ビール1,000 mL/日，日本酒2合/日

来院時所見　身長172 cm，体重84 kg，血圧198/128 mmHg，脈拍92回/分，体温36.4℃，意識は清明で神経症状なし，受診時に後頸部痛の訴えあり

2　まず考えること・聞くべきこと

反復性頭痛の既往のない52歳の男性が，ゴルフのショット時に強い後頭部痛を発症し4日経過しています．喫煙歴や飲酒歴，未治療の高血圧既往があ

り，受診時の血圧も高く，危険な二次性頭痛の「におい」が漂う症例です．急性発症であることより脳血管障害の鑑別を十分に行う必要があります．

頭痛診療では，まずは危険な二次性頭痛のスクリーニングを行う必要がありますが，その際に二次性頭痛のレッドフラッグをまとめた SNNOOP10 リストが参考になります（表1）[1]．本症例の場合，急または突然に発症する頭

表1　二次性頭痛のレッドフラッグス：SNNOOP10 リスト（15項目）[1]

S：Systemic symptoms including fever 発熱を含む全身症状
N：Neoplasm in history 新生物の既往
N：Neurologic deficit or dysfunction (including decreased consciousness) 神経脱落症状または機能不全（意識レベルの低下を含めた）
O：Onset of headache is sudden or abrupt 急または突然に発症する頭痛
O：Older age (after 50 years) 高齢（50歳以降）
P：Pattern change or recent onset of headache 頭痛パターンの変化または最近発症した新しい頭痛
P：Positional headache 姿勢によって変化する頭痛
P：Precipitated by sneezing, coughing, or exercise くしゃみ，咳，または運動により誘発される頭痛
P：Papilledema 乳頭浮腫
P：Progressive headache and atypical presentations 痛みや症状が進行する頭痛，非典型的な頭痛
P：Pregnancy or puerperium 妊娠中または産褥期
P：Painful eye with autonomic features 自律神経症状を伴う眼痛
P：Posttraumatic onset of headache 外傷後に発症した頭痛
P：Pathology of the immune system such as HIV HIV などの免疫系病態を有する患者
P：Painkiller overuse or new drug at onset of headache 鎮痛薬使用過多もしくは薬剤新規使用に伴う頭痛

「頭痛の診療ガイドライン2021」（日本神経学会，他／監，「頭痛の診療ガイドライン」作成委員会／編），pp7-8，医学書院，2021 より転載．元表は Do TP, et al：Red and orange flags for secondary headaches in clinical practice: SNNOOP10 list. Neurology, 92：134-144, 2019（PMID：30587518）より引用

頭痛診療が劇的に変わる！

痛，高齢（50歳以降），頭痛パターンの変化または最近発症した新しい頭痛，くしゃみ，咳，または運動により誘発される頭痛，4つの項目が該当しました．やはり危険な二次性頭痛の鑑別はしっかり行う必要がありそうです．

3 鑑別の流れ

　前医で行った頭部CTでは異常を認めず，出血や腫瘍などの脳実質病変はある程度評価されている状況です．ただし，結果は患者さんからの伝聞であり，さらに微小な病変は見逃されている可能性があります．何よりも複数のSNNOOP10リストの項目が該当するため，十分な評価が行われているとは言えません．血管病変も含めた鑑別診断が必要と考え，脳MRI/Aを撮影する方針としました．

ヒントを引き出す 質問のコツ

　頭痛診療でも，患者さんのヘルスリテラシーを見極めることが重要です．頭痛の原因精査を行う場合，一般的にはCTもMRIも同じ「値が張る頭の画像検査」であり，前医で頭部CTが行われ異常がなかった場合，脳の病気は完全に否定されたと思っている頭痛患者も少なくありません．危険な二次性頭痛の鑑別では，脳血管評価を行うことではじめて診断できる疾患もあります．「あそこの病院を受診したら，CTで異常がなかったと伝えているのに無駄にMRIも撮られた」「（予防治療で処方した薬を服用し）痛みが全然とれなかった」と言われないよう，ヘルスリテラシーを見抜き，検査や薬の意義を適切に十分に伝えるように心がけましょう．

診断 6.5.1.1 頸部頸動脈または椎骨動脈の解離による急性頭痛，顔面痛または頸部痛

4 治療・経過

　一通り病歴聴取が終わり，脳MRI/Aを撮影することを説明しましたが，同意が得られませんでした．理由を尋ねると「前医で頭部CTを行い異常がな

かったのだから，さらに高額なMRIを行う必要はないだろう」とのことでしたので，改めて脳血管評価を含めた追加検査の必要性があることを説明しました．それでも受診当日は用事があり時間的な余裕がないとのことで，後日電話で予約していただき，MRI撮影後に再診する予定とし帰宅となりました．しかしながら，翌日血相を変えた奥さんと一緒に来院され，受診当日に脳MRI/Aを撮影したところ，左椎骨動脈解離と診断することができました（図1）．

　症状は頭痛のみで発症から5日経過しており，くも膜下出血や脳梗塞を続発する可能性も少なからずあることを説明しましたが，相談のうえ外来で経過をみる方針としました．禁煙と当面の禁酒を指導し，また未治療の高血圧に対しアムロジピン5mg1回1錠1日1回，頭痛に対してはジクロフェナク25mg1回1錠1日3回を処方し，血圧手帳と頭痛ダイアリーを渡して2週間後に再診する予定としました．2週後の再診時，血圧コントロールが不十分であったため降圧薬をアムロジピン5mg・イルベサルタン100mg合剤1錠1日1回に変更しました．頭痛に対してジクロフェナクは効果不十分だったものの，1週間の経過で自制内に改善したため，鎮痛薬は頓用としました．さらに2週後（初診から1カ月後）にMRI/Aを再検したところ，左椎骨動脈の形状変化を認め，動脈解離に矛盾しない経過であると判断しました．その後，血圧コントロールは良好で近医内科で治療を継続する方針としました．画像

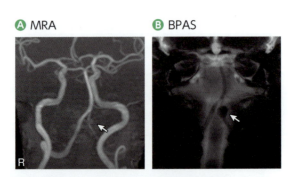

図1　頭痛のみで発症した左椎骨動脈解離
MRAで左椎骨動脈に壁不整および拡張を疑う所見を認める（🅐➡）．血管外径を観察するBPASでは瘤状拡張を明瞭に確認できる（🅑➡）．
MRA：MR Angiography，BPAS：Basi-Parallel Anatomical Scanning

検査のフォローアップ（MRI/A撮影）を初診から3カ月後，6カ月後，1年後に行いましたが，左椎骨動脈の形状に変化を認めなかったため終診としました．

処方例（図2）

① **アムロジピン**（アムロジン®，ノルバスク®）錠　5 mg　1回1錠　1日1回　14日分
② **ジクロフェナク**（ボルタレン®）錠　25 mg　1回1錠　1日3回　14日分
③ **アムロジピン5 mg・イルベサルタン100 mg合剤**（アイミクス®配合錠LD）
　1回1錠　1日1回　14日分

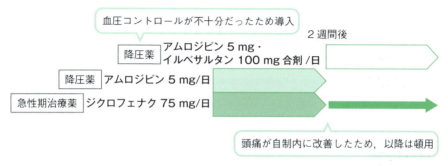

図2　本症例の処方

5 解説

脳動脈解離は，危険な二次性頭痛の鑑別診断として重要です．わが国では**椎骨脳底動脈解離が最も頻度が高く**，非出血発症例では64〜88％に後頭部または頸部痛を認めます[2〜5]．脳動脈解離をスクリーニングするための特徴として，喫煙歴や高血圧既往のある患者，片側性頭痛が遷延する，鎮痛薬で頭痛が改善しないことが報告されています[6]．突発する片側後頸部痛で初発の場合，または反復性頭痛の既往がある症例でもいつもより長引く場合には，考慮しておくべき疾患と言えます．

診断には**MRAを含めたMRIが有用**で，壁内血腫や血管壁の拡張，狭小化などが確認できます．また一般的なMRAと動脈外径を観察しうる**BPAS**を

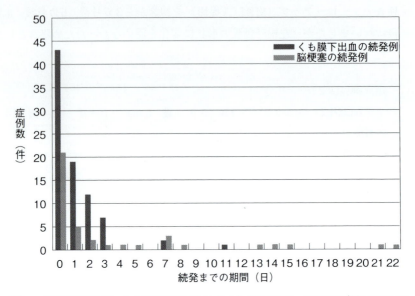

図3 椎骨動脈解離による頭痛発症後からくも膜下出血,脳梗塞が続発するまでの期間

椎骨動脈解離による頭痛を発症してから,くも膜下出血と脳梗塞を続発した期間を示している[8].頭痛のみで発症した椎骨動脈解離の症例では,特に発症間もない時期に脳卒中を続発する可能性があることを十分に説明する必要がある.
文献8より引用

比較することで,解離部の形状変化の判断をより明確に行うことができるようになり,特に椎骨動脈解離の診断に有用です[7].

　頭痛のみで発症した場合でも,発症数日後に出血や梗塞を続発することもあるため(図3),経過観察を行う場合には患者やその家族にそのリスクを十分説明しておくことが大切であり,また画像検査を含めたフォローアップの計画が必要です[8].

(松森保彦)

■ 文献
1) Do TP, et al：Red and orange flags for secondary headaches in clinical practice: SNNOOP10 list. Neurology, 92：134-144, 2019
2) 塚原徹也,松岡秀樹：脳動脈解離の現状.「脳動脈解離診療の手引き」(循環器病研究委託費18公-5 国立循環器病センター 内科脳血管部門/編),pp 1-16,国立循環器病センター

内科脳血管部門，2009

3) Yoshimoto Y & Wakai S：Unruptured intracranial vertebral artery dissection. Clinical course and serial radiographic imagings. Stroke, 28：370-374, 1997

4) Lee JS, et al：Comparison of spontaneous intracranial vertebral artery dissection with large artery disease. Arch Neurol. 2006; 63: 1738-44

5) Arnold M, et al：Vertebral artery dissection: presenting findings and predictors of outcome. Stroke, 37：2499-2503, 2006

6) Hashimoto Y, et al：Headache characteristics to screen for cervicocerebral artery dissection in patients with acute onset unusual headache. Headache, 63：283-289, 2023

7) Nagahata M, et al：Basi-Parallel Anatomical Scanning (BPAS) - MRI: a Simple and Useful MRI Technique for Pre-Procedural Evaluation in Cases of Basilar Artery Occlusion. Interv Neuroradiol, 10：105-107, 2004

8) Mizutani T：Natural course of intracranial arterial dissections. J Neurosurg, 114：1037-1044, 2011

第1章　ケースファイル

CASE
16
63歳，男性，サバの刺身を食べていたら気分が悪くなり吐きました，頭痛も続いています

63歳の男性．食事中，急に気分が悪くなり，嘔吐した．同時に強い頭痛も自覚し，症状が続くため内科を受診したところ胃腸炎と診断された．その後，なんとか仕事もこなしていたが，服薬しても症状が改善せず悪心と頭痛が続くため，発症から7日後に受診した．

1 現病歴とこれまでの経過

病　歴　ある日，夕食でサバの刺身を食べていたところ，急にめまいと悪心を自覚した．同時に強い頭痛もあり嘔吐したため，市販鎮痛薬を服用し，そのまま就寝した．翌朝も悪心と頭痛が続くため，近医内科を受診したところ，急性胃腸炎の診断で胃腸薬と抗菌薬，NSAIDsを処方された．その後も悪心と頭痛が続いていたが，なんとか仕事は休まずにこなしていた．内服しても症状が改善せず，「サバの刺身が原因で頭痛が起きた」と訴え，発症から7日目に当院を歩いて受診した．

家族歴　母に片頭痛の既往あり

既往歴　健診で高血圧と脂質異常症を指摘されていたが未受診．これまで反復性頭痛の既往なし

生活歴　喫煙 20本/日×40年，飲酒 ビール 500 mL/日

来院時所見　身長 170 cm，体重 74 kg，血圧 164/108 mmHg，脈拍 88回/分，体温 36.8℃，意識は清明で神経症状なし，受診時に悪心と頭痛の訴えあり

2 まず考えること・聞くべきこと

　　経過からは，食事中の発症で消化器症状が主体のように感じられますが，実際の主訴は悪心と頭痛です．問診上，本人は食事によって発症したと訴え

114　頭痛診療が劇的に変わる！

ていますが,「国際頭痛分類 第3版」で該当する診断基準はあるでしょうか?
食物や物質の摂取による頭痛分類として,8.「物質またはその離脱による頭痛」があり,ひょっとしたら該当する頭痛診断があるかもしれません.しかし本症例は,これまで反復性頭痛の既往がなく,高齢(50歳以上)で初発した頭痛です.初発の頭痛の場合,まずは二次性頭痛のスクリーニングを行いますが,その際,二次性頭痛のレッドフラッグをまとめたSNNOOP10リストが参考になります(**第1章-15**の**表1**を参照).

3 鑑別の流れ

　反復性頭痛の既往がなく,63歳で初発した頭痛です.発症から1週間経過しており,受診時の症状は頭痛と悪心のみで,身体的には項部硬直も含め他覚的異常所見を認めませんでした.食事中に嘔吐とともに頭痛を発症し,悪心が続いているため,急性胃腸炎と診断される可能性もある症例ですが,**ポイントは1週間前に発症した状況を「サバの刺身を食べたとき」と鮮明に記憶している点です**.これは,急性発症,つまり雷鳴頭痛であることを示唆する病歴です.

　しかも,突然発症の頭痛に悪心と嘔吐を随伴し,内服薬の効果もなく症状が遷延しています.また未治療の高血圧や喫煙歴の既往など,脳血管障害のリスクファクターをもつ症例であり,危険な二次性頭痛を含め早期の鑑別診断を行う必要があります.

　発症から時間が経過した雷鳴頭痛を鑑別する際には**「どのような状況で発症したか」を確認することが大切で,特に高齢者の初発頭痛ではぜひとも確認しておくべき事項です**.

ヒントを引き出す 質問のコツ

　発症から時間が経過した場合,患者さんは「現時点の症状」を訴えることが多く,受動的な問診ではあいまいな病歴になりがちです.初発の頭痛では,常に危険な二次性頭痛の鑑別をはじめに行いますが,SNNOOP10リストなどを参考に,常に雷鳴頭痛かどうかを確認します.その場合,頭痛を発症した状況を想起してもらうような能動的な問診を行うことがポイントです.本症例では「サバの刺身を食べたとき」と自ら訴えていますが,このように頭痛発症時の状況が具体的な場合に

は，急性発症であることを疑う必要があります．

6.2.2 非外傷性くも膜下出血（SAH）による急性頭痛

4 治療・経過

　症状は頭痛と悪心のみでしたが，50歳以降にはじめて発症した雷鳴頭痛であり，未治療の高血圧既往もあったため，脳血管も含めた頭蓋内精査が必要と考えました．受診当日に脳MRI/Aを撮影したところ，MRIでは右シルビウス裂，右円蓋部脳溝を中心にくも膜下出血を認めました（図1Ⓐ）．MRAでは前交通動脈に右前向きの動脈瘤と考えられる膨隆を認め，**脳動脈瘤破裂によるくも膜下出血**を強く疑いました（図1Ⓑ）．改めてバイタルサインを確認し，降圧薬を投与しつつ，収容可能な病院選定を行い，救急車にて転送しました．転医後は当日中に脳血管撮影が行われ，ブレブを伴う前交通動脈瘤が確認され動脈瘤破裂によるくも膜下出血の診断で検査に引き続き脳血管内治療（コイル塞栓術）が実施されました．その後の経過は良好で後遺症もな

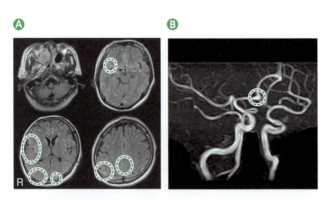

図1 受診当日に撮影した脳MRI
Ⓐ FLAIRで右シルビウス裂，右円蓋部脳溝を中心にくも膜下出血と考えられる高信号域が散見される（◯）．
Ⓑ MRAでは前交通動脈に右前向きの膨隆を認める．
その後，脳血管撮影でブレブを伴う脳動脈瘤と診断された．

く退院となりました.

5 解説

　くも膜下出血の代表的な症状は，突然発症し持続する頭痛，悪心，嘔吐ですが，脳実質病変がなければ通常は局所症状がなく，頭蓋内圧亢進の程度によっては意識障害も伴わない場合があることからすれば，その鑑別には**病歴から「いかに疑うか」が重要**になります．ところが，くも膜下出血の症状や発症様式は多様であり，必ずしも「バットで殴られたような」痛みが出現するとは限りません．出血量が少ない場合には頭痛が軽度で項部硬直が不明瞭のこともあり，くも膜下出血の発症を看過し胃腸炎や風邪などと誤診する場合もありえます．しかも，患者は自らの重症度を適切に判断できないことや，自覚症状を的確に表現できない可能性にも留意する必要があります．したがって，くも膜下出血の鑑別には，頭痛の発症形式，程度，持続時間，悪心や嘔吐の有無，持続期間などについて詳細な問診を行う必要がありますが，効率的な診療を行うためにSNNOOP10リストや**オタワSAHルール**などが有用です（表1）[1]．このオタワSAHルールは，病歴のみでくも膜下出血の診断が可能かをカナダの多施設共同前向き研究で検討し，6項目のレッドフラッグとして報告されました．救急外来を受診した急性頭痛で受診時に神経症状を認めなかった1,999例のうち，くも膜下出血は130例（6.5％）でしたが，6項目すべてが該当しない症例はくも膜下出血ではありませんでした（感度100％，特異度15.3％）．つまり病歴で1項目以上当てはまれば，くも膜下出血を念頭に入れ対応する必要があると言えるものです．また，診断には画像検査が必須ですが，自施設で実施できない場合には，画像検査が可能な医療機関に直ちに転医させる決断も必要です．

表1　**オタワSAHルール**

1. 40歳以上
2. 頸部痛
3. 確認された意識消失
4. 労作時の発症
5. 雷鳴頭痛
6. 頸部屈曲制限

文献1を元に作成

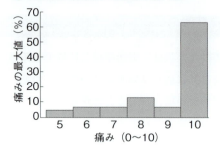

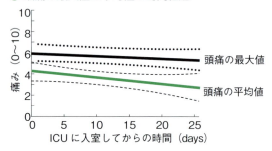

図2　意識障害を伴わないくも膜下出血46例における発症後の頭痛強度と時間経過[4]
Ⓐくも膜下出血を発症すると非常に強い頭痛を自覚することが多い．
Ⓑ発症後は強い頭痛が遷延する．
文献4より引用

　画像検査のとしてCTとMRIがありますが，CTでは後頭蓋窩や円蓋部の出血，また血腫が少量の場合には検出できないこともあり，その診断率も発症から12時間以内で98％，24時間以内で86〜93％，48時間以内で76％，7日以内で50％，14日以内で30％と経時的に低下していきます[2]．一方，MRIではfluid attenuated inversion recovery（FLAIR）像において，発症から24時間以内の偽陰性率は2％とCTの14％と比較して低く，**臨床的にくも膜下出血を否定できない場合には，FLAIR像を含めたMRIが有用です**[3]．
　くも膜下出血による頭痛は，一般的に強い頭痛が数週間にわたり遷延することが知られています（図2）[4]．特に本症例のように，健診で異常を指摘されたにもかかわらず放置するような健康意識あるいは生活環境の患者さんの

場合には，雷鳴頭痛を自覚しても我慢を続け，発症から受診まで時間が経過してしまうこともあります．また，髄液灌流によって血腫が洗い流されてしまうことで，画像検査を行っても所見が不明瞭になってしまいます．脳動脈瘤破裂が原因の場合には，再破裂が致命的になることも多く，特に時間が経過したくも膜下出血を疑う場合には，脳血管評価を行い脳動脈瘤や動脈解離など出血源検索を行うことが重要です．

（松森保彦）

■ 文献

1) Perry JJ, et al：High risk clinical characteristics for subarachnoid haemorrhage in patients with acute headache: prospective cohort study. BMJ, 341: c5204, 2010

2) Van Gijn J & Van Dongen KJ：The time course of aneurysmal haemorrhage on computed tomograms. Neuroradiology, 23：153-156, 1982

3) Verma RK, et al：Detecting subarachnoid hemorrhage: comparison of combined FLAIR/SWI versus CT. Eur J Radiol, 82：1539-1545, 2013

4) Morad AH, et al：The Longitudinal Course of Pain and Analgesic Therapy Following Aneurysmal Subarachnoid Hemorrhage: A Cohort Study. Headache, 56：1617-1625, 2016

第1章 ケースファイル

CASE 17 25歳，男性，追突事故にあってから毎日頭が痛くて…

> 25歳の男性．自家用車を運転していたところ，後方より追突され受傷した．受傷後に救急搬送され，頭部を含めた画像検査では異常がなかったものの，頭痛が続いている．整形外科で治療を受けているが，鎮痛薬も効かず症状が続くため受傷から1カ月後に受診した．

1 現病歴とこれまでの経過

病歴 自家用車を運転し帰宅する途中，赤信号で停車していたところ，前方不注意の後続車から追突され受傷した．シートベルトは着用しており，追突の衝撃で後頭部をヘッドレストに打撲したが，他の部位には外傷はなかった．運転していた車は後方が大きく損傷し，自走が困難でありレッカー移動された．受傷後，意識消失はなく，自覚症状は後頭部の違和感のみであったが，念のため現場から救急車にて搬送され総合病院を受診した．頭部CT，頭部単純X線写真，頸椎単純X線写真では明らかな異常を認めず，ロキソプロフェンとエペリゾンを処方され帰宅となった．翌日から後頸部痛とめまいを自覚するようになったため，近医整形外科クリニックを受診したところエチゾラムが追加された．その後も症状が続き，NSAIDsと筋緊張改善薬，抗不安薬の継続を指示され，理学療法による治療を受けていた．受傷から1カ月経過しても後頸部痛とめまい，倦怠感が改善しないため，精査加療目的に紹介となった．

家族歴 母に片頭痛の既往あり

既往歴 検診で高血圧と脂質異常症を指摘されていたが未受診．これまで反復性頭痛の既往なし

生活歴 喫煙 20本/日×40年，飲酒 ビール500 mL/日

来院時所見 身長 170 cm，体重 74 kg，血圧 164/108 mmHg，脈拍 88回/分，

体温36.8℃，意識は清明で神経症状なし，受診時に悪心と頭痛の訴えあり

2 まず考えること・聞くべきこと

　反復性頭痛の既往のない患者が，交通事故を契機に頭痛を発症し，めまいと倦怠感とともに連日症状が続くため，受傷から1カ月後に受診しました．外傷は頭部のみで，他に身体的異常はないことより，頭部外傷が原因の頭痛と考えられます．受傷当日に頭部CTが撮影され異常がなかったとのことですが，発症から時間が経過しており，**頭蓋内血腫があっても血腫量が少ない場合や両側性病変の症例では，局所神経症状が不明瞭な場合もあるため**，改めて頭蓋内の器質的変化も含め鑑別することが重要です．また，脳脊髄液減少症では起立性頭痛を呈する症例が多く，**姿勢による頭痛の変化や悪化がないかを確認することも重要です．**

3 鑑別の流れ

　「外傷後に発症した頭痛」は，SNNOOP10リストにも含まれており，画像検査により外傷に起因する器質的異常の有無を確認する必要があります．受傷当日に画像検査が行われ，頭蓋骨骨折，頭蓋内血腫，脳挫傷は否定されています．ただし，その後も症状が遷延しているため，遅発性である慢性硬膜下血腫も含めた頭部画像検査の再検が必要であり，本症例も改めて脳MRIを撮影しましたが，器質的異常は認めませんでした．

　また外傷後の頭痛では，一般的な画像検査では器質的変化を認めない，**脳脊髄液減少症**などの鑑別も重要です．追加の問診では，起立性頭痛のエピソードはなく，7.2「低髄液圧よる頭痛」は否定的であると考えました．

　以上より頭痛診断としては，5.「頭頸部外傷・傷害による頭痛」が該当し，本症例は追突事故により頸部の屈曲または進展を伴う頭部の加速または減速動作の結果としての外傷，つまりむち打ちが原因で発症から3カ月未満であるため，5.3「むち打ちによる急性頭痛」と診断しました．

ヒントを引き出す 質問のコツ

　海外では人身事故に対する保険が不十分で，頭部外傷による頭痛の概念に乏しい国もあり，このような国では5.2「頭部外傷による持続性頭

痛」の発現率が低いとされています．頭部外傷による頭痛の発症リスク因子には，女性，頭痛の既往歴に加え，比較的軽症の傷害や精神障害の併存も含まれています．そのため，特に訴訟に至るような交通事故の被害者で頭痛が遷延している場合には，どのような事故だったのか，その事故類型についても把握しておくことが重要です．

診断 5.3 むち打ちによる急性頭痛

4 治療・経過

　当院で行った頭部MRIでは異常を認めず，疼痛コントロールを目的とした治療を開始しました．前医からロキソプロフェン60 mg 1回1錠 1日3回（毎食後）で処方されていましたが，効果不十分であり「薬剤の使用過多による頭痛（薬物乱用頭痛：MOH）」の発症を危惧して頓用に変更しました．またエペリゾン50 mg 1回1錠 1日3回（毎食後）は継続し，エチゾラムは十分な効果もなく習慣性や依存性のリスクがあるため中止としました．これまでの経過より急性期治療薬のみでは改善が見込めないと考え，頭痛予防薬を開始する方針としました．本症例では少量のアミトリプチリン10 mg 1回0.5錠 1日1回（就寝前）を開始し，経過を見ながら漸増していくことを伝え，頭痛ダイアリーを渡して2週後に再診予定としました．

　再診時，連日性頭痛で経過していたものの頭痛の程度は軽減し，アミトリプチリンを10 mg 1日1回就寝前へ増量しました（図1）．1カ月後の再診時には頭痛のない日が週に1～2日みられるようになり，アミトリプチリン20 mg 1日1回（就寝前）に増量し治療を継続，さらに1カ月後にはほぼ頭痛が消失し，内服薬による治療を終了することができました．

日付	生理痛薬	頭痛の程度 午前	午後	夜	影響度	MEMO (頭痛のタイプ, はき気, 前ぶれ, 原因など)
／1 (月)	痛／薬	‖‖‖	‖‖	‖‖‖	—	アミトリプチリン 5 mg
／2 (火)	痛／薬	‖‖‖	‖‖‖	‖‖‖	—	
／3 (水)	痛／薬	‖‖‖	‖‖‖	‖‖‖	—	
／4 (木)	痛／薬	‖‖	‖‖	‖‖	—	
／5 (金)	痛／薬	‖‖	‖‖	‖‖	—	
／6 (土)	痛／薬	‖‖	‖‖	‖‖‖	—	
／7 (日)	痛／薬	‖‖	‖‖	‖‖‖	—	
／8 (月)	痛／薬	‖	‖‖	‖‖‖	—	
／9 (火)	痛／薬	‖	‖‖	‖‖	—	
／10 (水)	痛／薬	‖	‖	‖‖	—	
／11 (木)	痛／薬	‖	‖	‖‖	—	
／12 (金)	痛／薬	‖	‖‖	‖‖	—	
／13 (土)	痛／薬	‖	‖	‖‖	—	
／14 (日)	痛／薬	‖	‖	‖‖	—	

日付	生理痛薬	頭痛の程度 午前	午後	夜	影響度	MEMO (頭痛のタイプ, はき気, 前ぶれ, 原因など)
／15 (月)	痛／薬	‖	‖‖	‖‖	—	アミトリプチリン 10 mg
／16 (火)	痛／薬	‖	‖‖	‖‖	—	
／17 (水)	痛／薬	‖	‖	‖‖	—	
／18 (木)	痛／薬	‖	‖	—	—	
／19 (金)	痛／薬	—	‖	‖‖	—	
／20 (土)	痛／薬	‖	‖	‖‖	—	
／21 (日)	痛／薬	‖	‖	‖‖	—	
／22 (月)	痛／薬	‖	‖	‖‖	—	
／23 (火)	痛／薬	‖	‖	‖‖	—	
／24 (水)	痛／薬				—	
／25 (木)	痛／薬	‖	‖	‖‖	—	
／26 (金)	痛／薬	‖‖	‖‖	‖‖	—	
／27 (土)	痛／薬	‖	‖	—	—	
／28 (日)	痛／薬	—	—	—	—	

図1 治療開始後の頭痛ダイアリー（次ページにつづく）

アミトリプチリンを5 mg/日で開始後も連日性頭痛で経過していたが，1週後から頭痛の程度は軽減し，2週後よりアミトリプチリンを10 mg/日へ増量した．治療開始3週目頃より頭痛のない日が週に1～2日みられるようになったが，本人と相談のうえアミトリプチリン20 mg/日に増量し治療を継続したところ，治療開始6週目よりほぼ頭痛が消失し，2カ月の経過で内服薬による治療を終了することができた．

日付	生理 痛 薬	頭痛の程度			影響度	MEMO (頭痛のタイプ, はき気, 前ぶれ, 原因など)
		午前	午後	夜		
/29 (月)	痛 薬	+	+	++	—	アミトリプチリン 20 mg
/30 (火)	痛 薬	+	+	+	—	
/1 (水)	痛 薬	+	+	+	—	
/2 (木)	痛 薬	+	+	+	—	
/3 (金)	痛 薬	+	+	+	—	
/4 (土)	痛 薬	+	+	+	—	
/5 (日)	痛 薬	—	+	+	—	
/6 (月)	痛 薬	—	+	+	—	
/7 (火)	痛 薬	—	—	+	—	
/8 (水)	痛 薬	—	—	+	—	
/9 (木)	痛 薬	—	—	+	—	
/10 (金)	痛 薬	—	—	+	—	
/11 (土)	痛 薬	—	—	—	—	
/12 (日)	痛 薬	—	—	—	—	

日付	生理 痛 薬	頭痛の程度			影響度	MEMO (頭痛のタイプ, はき気, 前ぶれ, 原因など)
		午前	午後	夜		
/13 (月)	痛 薬	—	—	—	—	
/14 (火)	痛 薬	—	—	—	—	
/15 (水)	痛 薬	—	—	—	—	
/16 (木)	痛 薬	—	—	—	—	
/17 (金)	痛 薬	—	—	—	—	
/18 (土)	痛 薬	—	—	—	—	
/19 (日)	痛 薬	—	—	—	—	
/20 (月)	痛 薬	—	—	—	—	
/21 (火)	痛 薬	—	—	—	—	
/22 (水)	痛 薬	—	—	—	—	
/23 (木)	痛 薬	—	—	—	—	
/24 (金)	痛 薬	—	—	—	—	
/25 (土)	痛 薬	—	—	—	—	
/26 (日)	痛 薬	—	—	—	—	

図1　治療開始後の頭痛ダイアリー（前ページのつづき）

処方例（図2）

① **ロキソプロフェン**（ロキソニン®）錠　60 mg　1回1錠　頭痛時　14日分
② **エペリゾン**（ミオナール®）50 mg　1回1錠　1日3回　毎食後　14日分
③ **アミトリプチリン**（トリプタノール®）錠　10 mg　1回0.5錠　1日1回　就寝前　14日分

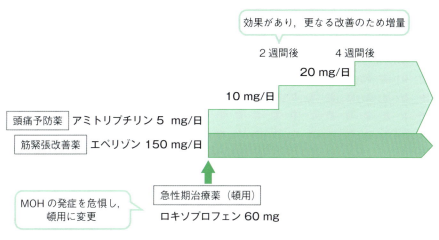

図2　本症例の処方

5 解説

　頭部外傷後に頭痛が発生する割合は30〜90％とされ，日常診療で遭遇する頻度が高い二次性頭痛です．持続することも多く，約20％で受傷1年後にも頭痛が遷延していたとの報告もあります[1]．診断は，他の頭痛と同様に「国際頭痛分類 第3版」（ICHD-3）によって，頭部外傷，むち打ち，開頭術の3つの受傷機転による頭痛として，それぞれ持続期間により，急性および持続性に分類されます（図3）[2]．**診断に際しては，特に時間的経過が重要であり，発症が頭頸部の外傷や傷害の発生と時期的に一致する場合にのみ本頭痛として分類されます**．また，既存の頭痛が，外傷や傷害などの時期と一致して慢性化あるいは有意に悪化した場合は，既存の頭痛診断と頭頸部外傷・傷害による頭痛の両方の診断が与えられます．

　頭部外傷による頭痛とその他の頭痛を識別できるような特徴的な性状はな

く，緊張型頭痛や片頭痛の様相を呈することが多いため，診断にあたっては，**外傷との因果関係**が重要となります．ICHD-3では特に時間的経過を重要視しており，受傷から7日以内，もしくは意識の回復から7日以内に頭痛が発生していることが診断の要件となります．

　頭部外傷による頭痛の原因は不明であることが多いです．頭痛発症に関係があると思われる代表的な要因としては，軸索損傷，神経炎症，脳代謝・血行動態の変化，遺伝的素因，精神病理，頭部外傷後に頭痛が生じるという患者の思い込みなどがあげられ，外傷後に生じる睡眠障害や気分障害，心理社会的ストレスは，頭痛の発症や遷延化に影響を与えるとされます．発症リスク因子には，一次性頭痛の既往，比較的軽症の傷害，女性であること，および精神障害の併存があげられています[3]．また，頭部外傷による頭痛は交通

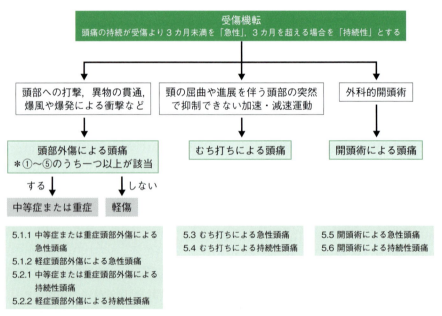

＊：①30分以上の意識消失，②グラスゴー昏睡尺度が13点未満，③24時間以上の外傷後健忘，④24時間以上の意識レベルの変動，⑤頭蓋骨骨折や頭蓋内出血，脳挫傷などの画像所見

図3　国際頭痛分類 第3版による「頭頸部外傷・傷害による頭痛」の診断の進め方
受傷機転，受傷からの期間，また頭部外傷の重症度によって分類される．なお，頭部外傷のために開頭術が施行された場合は，頭部外傷による頭痛としてコード化する．
文献2を元に作成

外傷後に発症することも多いですが，訴訟や裁判などによる心的影響も頭痛の発症や遷延化に関係していると考えられます．

　頭部外傷急性期に第一選択とする画像検査はCTであり，その理由としては安全性，迅速性や経済性などがあげられます．Japan Coma Scale（JCS）1以上，頭痛，悪心・嘔吐，意識消失・外傷性健忘および60歳以上のうち，5項目以上を満たす軽症頭部外傷患者では，CTで異常所見を認める感度は100％，特異度は30％で，異常所見の陽性予測率は6.6％，陰性予測率は100％であるとの報告があります[4]．受診時に意識障害を認めない患者でも，一過性の意識消失あるいは健忘症がある場合には神経画像検査が推奨されており，軽症頭部外傷患者において，CTは異常がないことを即時に判定するために有用です．特に高齢者では，受傷から数週間から数カ月後に慢性硬膜下血腫を発症する場合があり，**初回画像検査で異常がなくとも，その発症リスクについて説明しておくことが重要です**．これは画像検査を行わず経過観察する場合も同様で，当院では頭部外傷後の注意点をまとめたパンフレットを作成し，一般的な注意事項とともに頭痛や意識障害，手足の脱力などが新たに出現した場合には画像検査が必要であることを説明しています（図4）．

　治療については，エビデンスに基づいた治療法は確立されておらず，一般的な疼痛管理が行われているのが現状です．急性頭痛の治療は主に疼痛管理を行いますが，アセトアミノフェンやNSAIDsなどの鎮痛薬，エペリゾンやチザニジンなどの筋緊張改善薬が使用されることが多いです．しかし，特にこの時期には「薬剤の使用過多による頭痛（薬物乱用頭痛：MOH）」の新規発症に留意した管理が必要で，漫然とした鎮痛薬の使用を避けることが大切です．本症例のように十分な効果が得られず頭痛が遷延する場合には予防治療を考慮します．筆者は片頭痛と緊張型頭痛に保険診療で処方できるアミトリプチリンを5〜10 mg／日で開始し，反応をみながら最大60 mg／日を目安に処方することが多いです．効果不十分または禁忌もしくは服用が難しい場合には，デュロキセチンやプレガバリン，ミロガバリン，ノイロトロピン®を選択することが多いですが，文献的にはガバペンチン，バルプロ酸，トピラマート，レベチラセタムなどの抗てんかん薬が有効であったとの報告もあります[5〜7]．持続性頭痛に移行した場合には，薬物療法に加え身体的リハビリテーションや認知行動療法，鍼灸を含んだ集学的治療を考慮します．

図4 当院で使用している頭部外傷後の注意点をまとめたパンフレット
特に高齢者の場合，頭部外傷から数週間以降に慢性硬膜下血腫を発症する可能性があることを必ず説明しておく．

（松森保彦）

■ 文献

1) Long MC：Headache：Posttraumatic Headache. FP Essent, 473：26-31, 2018
2) 「国際頭痛分類 第3版」（日本頭痛学会・国際頭痛分類委員会／訳），pp54-62, 医学書院，2018
3) Dwyer B：Posttraumatic Headache. Semin Neurol, 38：619-626, 2018
4) Ono K, et al：Indications for computed tomography in patients with mild head injury. Neurol Med Chir(Tokyo), 47：291-297, 2007
5) DiTommaso C, et al：Medication usage patterns for headache treatment after mild traumatic brain injury. Headache, 54：511-519, 2014

6) Kacperski J & Arthur T：Management of post-traumatic headaches in children and adolescents. Headache, 56：36-48, 2016
7) Langdon R & Taraman S：Posttraumatic Headache. Pediatr Ann, 47：e61-e68, 2018

第1章　ケースファイル

CASE
18

45歳，女性，入浴すると強い頭痛が起きます，怖くてお風呂に入れません

45歳の女性．もともと頭痛もちであったが，排便時に強い頭痛を自覚し，その後，入浴やシャワーのたびに強い頭痛をくり返すようになった．怖くて入浴もできず，強い頭痛発作がくり返し発症し，生活に支障をきたすようになったため受診した．

1 現病歴とこれまでの経過

病　歴 20代前半から反復性頭痛の既往あり，頻度は月に2〜3回で1〜2日持続し，その都度市販鎮痛薬でコントロールできていた．5日前，排便時にいきんだ際，頭全体に強い頭痛あり，約1時間で症状は改善した．翌日以降も排便時や入浴時に強い頭痛をくり返し自覚したため，3日前に近くの脳神経外科クリニックを受診したが，頭部CTでは異常を認めず，NSAIDsを処方され帰宅となった．その後も入浴のたびに強い頭痛があり，シャワーを浴びることもできなかったため当院を歩いて受診した．

家族歴 母に片頭痛の既往あり

既往歴 脂質異常症，反復性頭痛

来院時所見 身長152 cm，体重43 kg，血圧120/92 mmHg，脈拍98回/分，体温36.8℃，意識は清明で神経症状なし，受診時に軽度頭重感あり

前医頭部CT 異常なし

2 まず考えること・聞くべきこと

　　20代前半より反復性頭痛を自覚しており，片頭痛の既往はありそうです．これまでは市販鎮痛薬で十分コントロールされていましたが，今回は頭痛発症の誘因に特徴があり，雷鳴頭痛と考えられる急に発症する強い頭痛発作を

130　頭痛診療が劇的に変わる！

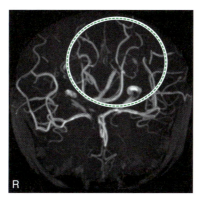

図1 受診時MRA
両側後大脳動脈遠位部を中心に多発する血管壁不整（strings of beads，○）を認める．

くり返しています．前医では頭部CTが実施され，明らかな異常はないとのことですが，入浴やシャワーのたびに雷鳴頭痛を発症しており，生活に支障をきたしています．

受診当日に撮影した脳MRIでは脳実質病変は認めないものの，両側後大脳動脈遠位部を中心に多発性のstrings of beadsと考えられる血管壁不整を認めたため，臨床症状とあわせ可逆性脳血管攣縮症候群（reversible cerebral vasoconstriction syndrome：RCVS）と診断しました（図1）．

3 鑑別の流れ

身体所見や前医CTでは異常を認めませんでしたが，雷鳴頭痛を反復しており，特にその誘因に特徴があります．いわゆる「頭痛もち」の症例ですが，いつもと違う頭痛であり二次性頭痛を鑑別する必要があります．本症例ではいきんだ際（つまりヴァルサルヴァ手技）や入浴やシャワーをきっかけに雷鳴頭痛を発症しており，このような場合にはRCVSを念頭に，脳血管も含めた画像検査を行い鑑別する必要があります（表1）．

表1　可逆性脳血管攣縮症候群（RCVS）による急性頭痛の診断基準

A.	Cを満たすすべての新規頭痛
B.	可逆性脳血管攣縮症候群（RCVS）と診断されている
C.	原因となる証拠として，以下の項目のいずれかまたは両方が示されている ①頭痛は局在神経学的欠損または発作（あるいはその両方）を伴うことも伴わないこともあり，血管造影で「数珠（strings of beads）」状外観を呈し，RCVSの診断の契機となった ②頭痛は以下の項目の1つまたはそれ以上の特徴をもつ 　a）雷鳴頭痛として発現 　b）性行為，労作，ヴァルサルヴァ手技，感情，入浴やシャワーなどが引き金となる 　c）発作後1カ月以内は存在または再発し，1カ月を超えると新規の有意な頭痛は起こらない ③発現から1カ月を超えると著明な頭痛は起こらない
D.	以下のうちいずれか ①頭痛は3カ月以内に消失する ②頭痛はまだ消失していない．まだ3カ月経過していない
E.	ほかに最適なICHD-3の診断がない

「国際頭痛分類第3版」（日本頭痛学会・国際分類委員会/訳），p79，医学書院，2018より転載

ヒントを引き出す 質問のコツ

　雷鳴頭痛は脳血管障害により発症することが多く，早期に適切に診断し対処する必要があります．頭部CTは簡便であり，頭痛の画像検査として実施されることが多いですが，特に単純撮影の場合「脳血管の評価は行われていない」ことを認識する必要があります．「頭痛の診療ガイドライン2021」でも，神経画像診断が必要と判断した場合には，通常はCTよりMRIが推奨されています．

診断　6.7.3.1 可逆性脳血管攣縮症候群（RCVS）による急性頭痛

4 治療・経過

　症状は頭痛のみで，バイタルサインも安定していたため，ベラパミル40 mg 1回1錠1日3回を処方し外来で経過をみる方針としました．その5日後，排便時に雷鳴頭痛を自覚し，強い頭痛が続くため再診しました．脳MRIを再検

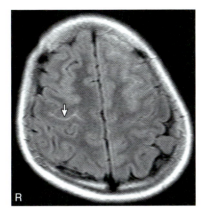

図2 MRI-FLAIR（発症10日目）
右円蓋部脳溝にくも膜下出血を認める（⇨）.

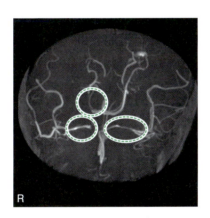

図3 MRA（発症10日目）
血管病変の中枢移行を認める（◯）.

したところ，右円蓋部脳溝にくも膜下出血を認め，血管病変の中枢移行を確認したため入院管理としました（図2, 3）．その後の経過は良好で独歩退院となり，発症から1カ月後と3カ月後に脳MRIを実施したところ，脳血管病変の消失を確認できました．

> **処方例**（図4）
>
> ① **ベラパミル**（ワソラン®）**錠** 40 mg 1回1錠 1日3回 14日分

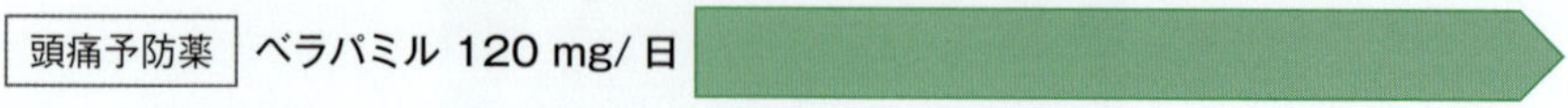

頭痛予防薬	ベラパミル 120 mg/ 日 ▶

図4 **本症例の処方**

5 解説

　RCVSは雷鳴頭痛で発症するのが典型例ですが、片頭痛など一次性頭痛の既往がある症例では「いつも違う頭痛」と表現されることが多いです。雷鳴頭痛は患者の約85〜90％で再発し、1〜4週間で平均4回くり返され、性行為や労作、ヴァルサルヴァ手技、感情、入浴やシャワーなどが誘発因子となりますが、その強度と頻度は時間経過とともに減少します。一部の患者は、軽度で徐々に悪化する性状の頭痛を自覚することもあり、また頭痛を伴わないRCVSの症例も報告されています[1]。

　画像検査では、70％以上で脳実質病変を認めないとされていますが、その後2週間で、円蓋部くも膜下出血、脳出血、脳梗塞を発症することがあり、フォローアップが必要です。出血病変は虚血病変よりも早く発生する傾向があり、脳血管病変として平滑な血管狭窄と血管拡張、いわゆるstrings of beadsを示し、病変の経時的な求心性進行が確認されることがあります[2,3]。

　臨床症状として、**短期間にくり返す複数回の雷鳴頭痛の有無を確認することが重要です**。単一の雷鳴頭痛は、脳動脈瘤破裂によるくも膜下出血や下垂体卒中、頭蓋内動脈解離、髄膜炎、脳静脈血栓症などで発症することもあり、鑑別診断のためには、脳血管を含めた画像診断を緊急で行う必要があります。最近開発された**RCVS2スコア**は、高感度および99〜100％の特異度でRCVSを鑑別することができ、またベッドサイドで実施できるため有用です[4]。

　RCVSは脳梗塞や脳出血を続発しない限り、自然寛解することが多いです。現在のところ、RCVSにおける脳血管攣縮に対する特異的な治療、および脳梗塞や脳出血あるいは血管収縮増悪などの合併を予防するためのエビデンスのある治療法は確立されていません。基本的には対症療法を行いますが、労

作またはヴァルサルヴァ手技，入浴やシャワーにより雷鳴頭痛が反復するため，安静や下剤の処方，性行為の回避，清拭による清潔保持など生活指導も行います．

　頭痛に対しては，非ステロイド系抗炎症薬を処方し対症療法を行いますが，**血管収縮作用のあるトリプタンは禁忌です**．ロメリジンやベラパミルが投与されることが多いですが，鎮痛と血管攣縮に対する効果は証明されていません．神経症状や重度の血管攣縮，くも膜下出血など画像異常を伴う症例では，入院管理を行います．脳出血のリスクが最も高いのは発症1週間以内ですが，脳梗塞は2週目頃まで発生しうるため注意が必要です．

　通常，転帰は良好で，患者の90％以上で数日から数週間以内に臨床症状と脳血管病変の改善がみられます．一方，症例の約30％が脳梗塞または脳出血を併発するとされていますが，90％は退院時までに歩行可能となり，95～98％は3か月以内に回復したことが報告されています[5,6]．雷鳴頭痛は通常，数日から数週間にわたり再発し，その後寛解しますが，2～3カ月かかるとされる脳血管攣縮の改善とは相関していません．死亡は2.5％で報告されており，妊娠およびステロイド療法などが不良な転帰に関連しています[2,5]．

（松森保彦）

■ 文献

1）Wolff V & Ducros A：Reversible Cerebral Vasoconstriction Syndrome Without Typical Thunderclap Headache. Headache, 56：674-687, 2016

2）Singhal AB & Topcuoglu MA, et al：Glucocorticoid-associated worsening in reversible cerebral vasoconstriction syndrome. Neurology, 88：228-236, 2017

3）Topcuoglu MA & Singhal AB：Hemorrhagic Reversible Cerebral Vasoconstriction Syndrome：Features and Mechanisms. Stroke, 47：1742-7, 2016

4）Rocha EA, et al：RCVS（2）score and diagnostic approach for reversible cerebral vasoconstriction syndrome. Neurology, 92：e639-e647, 2019

5）Singhal AB, et al：Reversible cerebral vasoconstriction syndromes and primary angiitis of the central nervous system：clinical, imaging, and angiographic comparison. Ann Neurol, 79：882-894, 2016

6）Choi HA, et al：Characteristics and demographics of reversible cerebral vasoconstriction syndrome：A large prospective series of Korean patients. Cephalalgia, 38：765-75, 2018

第1章 ケースファイル

CASE 19 34歳，女性，頭痛と倦怠感が続いています，片頭痛でしょうか？

34歳の女性．高校生頃よりくり返す頭痛あり，市販薬で対応していた．今回，嘔吐を伴う頭痛あり，近医では頭部CTで異常を認めず，トリプタンとNSAIDsが処方されたものの効果なし．いつもの頭痛より長く続くため歩いて受診した．

1 現病歴とこれまでの経過

病　歴　15歳頃に反復性頭痛を発症していたが，市販鎮痛薬の服薬でコントロールできていた．いつもの頭痛は月に2〜3回の頻度で1〜2日持続することが多かったが，生活に支障を感じることはなかった．今回，5日前より頭痛と悪心あり，市販鎮痛薬を服用したものの効果がなく，嘔吐も随伴するようになったため，3日前に近くの脳神経内科クリニックを受診した．頭部CTでは異常を認めず，片頭痛の診断でトリプタンとNSAIDsを処方されたが，効果なし．頭痛と悪心が続くため当院を歩いて受診した．

家族歴　母に片頭痛の既往あり

身体所見　身長165 cm，体重45 kg，血圧130/95 mmHg，脈拍88回/分，体温36.5℃，意識は清明，神経症状を認めず，頭痛と悪心の訴えあり

前医頭部CT　異常なし

2 まず考えること・聞くべきこと

　10代より反復性頭痛を自覚しており，片頭痛の既往はありそうです．これまでは市販鎮痛薬で十分コントロールされていましたが，今回は市販鎮痛薬，また近医で処方されたトリプタンやNSAIDsも効果がありません．前医で撮影した頭部CTを取り寄せましたが，明らかな異常はないようです（図1）．いつもより強い頭痛で，はじめて嘔吐を随伴しました．また片頭痛の診断基

頭痛診療が劇的に変わる！

準である，持続時間が4～72時間を超えた頭痛が遷延しています．
　以上より，初診時は前兆のない片頭痛に加え，1.4.1「片頭痛重積発作」を合併していると診断しました．経口急性期治療薬が無効であったため，スマ

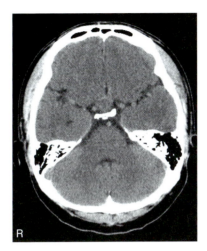

図1　前医の頭部CT
明らかな異常を認めない．

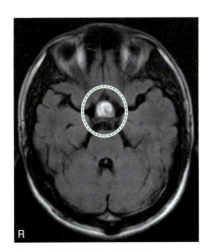

図2　MRI-FLAIR（水平断）
トルコ鞍上部に信号変化を認める（○）．

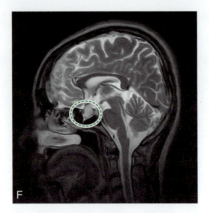

図3 MRI-T2強調画像（矢状断）
図2と同様，トルコ鞍上部に信号変化を認める
（○）.

　トリプタン皮下注射とメトクロプラミド静注を実施したところ症状は改善し帰宅としました．ところがその後，頭痛と悪心が再燃し倦怠感も出現してきたため，翌日に再診されました．脳MRIを実施したところ，トルコ鞍部に信号異常を認めたため，下垂体卒中と診断しました（図2, 3）．

3 鑑別の流れ

　身体所見や頭部CTでは異常を認めず，片頭痛と考えられる既往もあるため，当初は片頭痛重積発作と考えました．トリプタン皮下注射と制吐薬により症状も改善したため，さらに確信を得て帰宅としました．しかし，**これまでになく強い頭痛で，はじめて嘔吐を随伴している点でいつもと違う頭痛と考えなければなりません**．また持続時間が片頭痛の診断基準を超えており，頭部CTでは診断できない二次性頭痛もあることを念頭に入れ鑑別を行う必要がありました．

質問のコツ

　いわゆる頭痛もちでも，二次性頭痛を発症する可能性は常にあります．特に初診の症例では，一次性頭痛の既往があっても，いつもと違う頭痛ではないか注意深く確認する必要があります．骨で囲まれたトルコ鞍部

病変は，頭部CTでは診断できないこともあり，早期にMRIを撮影する英断も必要です．

診断 6.9 下垂体卒中による片頭痛

4 治療・経過

入院時血液検査にてACTHを含む下垂体前葉ホルモン低値を認め，倦怠感は下垂体機能低下症による急性副腎不全が原因と考えられました．すみやかにステロイド補充を行い状態は改善しています．その後，保存的加療を継続していましたが，入院2日目に視力視野障害を発症したため，緊急で経鼻的蝶形骨洞手術を行いました．術後経過は良好で独歩退院となりました．

5 解説

下垂体卒中は稀な疾患ですが，頭痛とともに悪心や嘔吐，視力視野障害，眼球運動障害，また内分泌障害が続発し生命を脅かすこともあるため，急性頭痛の鑑別診断として重要です．

病態としては，下垂体梗塞に出血を伴い発症するとされ，典型的な下垂体卒中は，雷鳴頭痛とともに視力視野障害や複視などの視症状，悪心や嘔吐を生じることが多いです．随伴する症状として，頭痛が89.5％，視野欠損が56.6％，外眼筋麻痺が54.8％に発症すると報告されています．また下垂体前葉ホルモン低下は，LH/FSHが63.2％，ACTHが59.4％，TSHが56.3％にみられ，副腎皮質機能不全に陥ると重度の倦怠感を訴えることがあり，内分泌学的検査の結果を待たずにすみやかなステロイド補充を行う必要があります[1,2]．

下垂体卒中の誘発因子として，高血圧，冠動脈バイパスなどの大手術，下垂体ホルモン負荷テスト，抗凝固療法，エストロゲン療法，ドパミンアゴニストの開始または中断，放射線療法，妊娠，頭部外傷があります[2,3]．画像診断として，本症例のようにCTでは十分診断できないことも多く，**下垂体卒**

中を疑う場合には早期のMRIを考慮する必要があります.

　下垂体卒中による頭痛は，遷延することは稀で通常2〜7日までに改善することが多く，鎮痛薬などによる対症療法が行われます[4]. 外科的治療を行った約50％で頭痛の改善が得られたものの，15〜24％で悪化したとの報告もあり，少なくとも頭痛を改善させるための手術適応はありません[5,6].

(松森保彦)

■ 文献

1) Briet C, et al. Pituitary Apoplexy. Endocr Rev, 36：622-645, 2015

2) Glezer A & BronsteinMD：Pituitary apoplexy：pathophysiology, diagnosis and management. Arch Endocrinol Metab, 59：259-264, 2015

3) Singh TD, et al：Management and outcomes of pituitary apoplexy. J Neurosurg, 122：1450-1457, 2015

4) Abbara A, et al：Clinical and biochemical characteristics of patients presenting with pituitary apoplexy. Endocr Connect, 7：1058-1066, 2018

5) Siegel S, et al：Presence of headache and headache types in patients with tumors of the sellar region-can surgery solve the problem? Results of a prospective single center study. Endocrine, 56：325-335, 2017

6) Levy MJ, et al：The clinical characteristics of headache in patients with pituitary tumours. Brain, 128：1921-1930, 2005

第1章 ケースファイル

65歳，女性，片眼の奥が激しく痛む！群発頭痛と思っていたら…

65歳女性．前日から続く左眼の奥の激痛，結膜充血を認めていた．群発頭痛が心配とのことで，受診した．

1 現病歴とこれまでの経過

病歴 これまで頭痛もちではない．前日の夜にテレビを見ていた際に左眼の奥に突然の激痛を自覚した．前頭部や頭頂部も痛くなり，眼痛とともに増悪，嘔吐もしてしまった．眼痛の持続時間は寝るまでの4時間半続いた．痛みは翌日も持続し，さらには全体の見えづらさも認めるようになった．家族からは白目が充血しているとも言われた．ネットで検索していたところ，眼の周囲の激しい痛み・充血＝「群発頭痛」という記載があったため，頭痛外来を受診した．

身体所見 結膜充血．瞳孔3 mm/5 mm．左眼の対光反射は弱い．その他，神経学的所見に異常なし

2 まず考えること・聞くべきこと

片側性の眼痛，結膜充血を認めるとのことで，患者さんが心配する群発頭痛も鑑別にあがりますが，基本的には群発頭痛は群発期と間欠期がはっきりしている慢性的な疾患のはずです．初回の群発頭痛の可能性について否定はできませんが，持続時間は群発頭痛の15～180分という点も合致しません．また，群発頭痛は20～40代の男性に多く，年齢・性別からも一般的ではありません．瞳孔について，群発頭痛でも縮瞳することはありますが，本症例のように散瞳することは一般的ではありません．全体の見えづらさがあることは，群発頭痛より眼科疾患が示唆されると考えます．まず除外したいものとしては緑内障発作（急性原発閉塞隅角緑内障）があります．眼の既往を確

認したところ，「遠視が指摘されている」とのことでした．

3 鑑別の流れ

　群発頭痛については2でも記載したように積極的には疑われませんでした．持続時間が4時間以上，随伴症状として嘔吐も認めることから片頭痛も鑑別にあがります．片頭痛においても本症例のような結膜充血が頭頸部の自律神経症状の一環として伴うこともあります．しかし，散瞳や対光反射が減弱することは一般的にはありません．また発症年齢も異なります．

　遠視は急性原発隅角緑内障のリスク因子であり，発症年齢（60歳以上），女性であることは急性原発隅角緑内障の一般的な病歴と合致しました．急性原発隅角緑内障の可能性を第一に考え，眼科医に診察依頼しました．

　眼科医の診察では，下記の所見を認めました．

矯正視力：右眼 1.0，左眼 0.2，眼圧：右眼 18 mmHg，左眼 50 mmHg，
対光反応：左眼減弱，中等度散瞳，瞳孔不同
前眼部：左眼毛様充血，角膜浮腫，狭隅角，浅前房
眼底検査：左眼軽度視神経乳頭浮腫

ヒントを引き出す 質問のコツ

　「眼の奥が痛む＝群発頭痛」と思われることがありますが，群発頭痛の特徴は群発期と間欠期が明確に分かれている点です．正しく診断するためには，頭頸部の自律神経症状の有無を確認するだけでなく，以下のような質問をすることが有効です．

　「痛みが連日続く時期が数週間から数カ月あり，その後，同じような頭痛がしばらく現れない時期がありますか？」

　このような経過が認められる場合，群発頭痛である可能性が高まります．

　「眼の奥が痛い」のみでは，今回のような緑内障，また片頭痛でも同様のことが起こり得ます．

診断 11.3.1 急性閉塞隅角緑内障による頭痛

4 治療・経過

瞳孔ブロックの解除目的でピロカルピンの点眼，眼圧降下目的でアセタゾラミドの内服とマンニトール点滴を施行しました．発作の解除目的でレーザー虹彩切開術を施行しました．

処方例
① **ピロカルピン**（サンピロ®）点眼液　ピロカルピン（1〜4％）を頻回点眼する（2〜3回/時間）
② **アセタゾラミド**（ダイアモックス®）　10 mg/kg経静脈あるいは内服
③ **マンニトール**（20％マンニットール注射液）　300〜500 mL点滴静注（30〜60分で）

5 解説

急性原発閉塞隅角緑内障では，眼の構造上，もともと狭い隅角が加齢によってさらに狭くなり，夜間に瞳孔が散大して房水が溜まると虹彩に圧がかかります．その際，房水の排出口である前房隅角がふさがって瞳孔ブロックが生じ，物理的に房水排出が妨げられ眼圧が急激に上昇します．眼圧の正常値は10〜20 mmHgですが，急性原発閉塞隅角緑内障では40 mmHgを超え，ときには100 mmHg近くの高眼圧をきたすこともあります．高眼圧が持続すると，視神経障害をきたすため，早期診断，発作のすみやかな解除が望まれます[1]．

眼圧の上昇により眼痛，悪心・嘔吐，結膜充血，角膜浮腫，散瞳などの症状がみられます．急性原発閉塞隅角緑内障，片頭痛，群発頭痛をはじめとした三叉神経自律神経頭痛との違いを表1に示します[2]．**女性，60歳以上，遠視などは緑内障のリスクとなります．**

身体所見において，眼瞼の上から指で眼球を触ると，高眼圧のため，発作

表1 急性原発隅角緑内障と一次性頭痛の鑑別

	急性原発閉塞隅角緑内障	三叉神経自律神経頭痛	片頭痛
痛みを感じる部位	主に同側眼窩周囲であるが，前頭部や頭頂部のことも	片側性．主に眼窩周囲，眼窩上部，側頭部	片側性以外に両側性のことも
視力低下，視野障害	急性，しばしば重症の視力低下	稀	前兆の際に一過性に視野障害あることも
結膜充血	あり	あり	稀
流涙	出現することはある	あり	稀
瞳孔	散瞳，対光反射の減弱・消失	縮瞳（ホルネルを伴う場合）	影響をうけることは稀
眼圧	高い（60 mmHg以上）	正常	正常
眼科的な既往	遠視，レンズのインプラント	なし	なし
年齢	40歳未満は稀，平均は60歳以上	30〜50歳	18〜55歳
性別	女性が80%	群発頭痛：男性が75%	閉経前の女性が80%以上
罹患率の高い人種	東アジア人	特になし	白人

文献2を元に作成

眼の眼球が明らかに硬く，左右差があることも診断に役立ちます．

　発作時の急性期の処置としては**眼圧降下させる**ことです．ピロカルピン点眼，アセタゾラミド内服，マンニトール点滴などがあります．またレーザー虹彩切開術という，虹彩に孔を開けて，眼内の房水の流れを変えるという治療法や，加齢に伴う水晶体の膨隆が原因であることから水晶体摘出術（白内障手術）で最終的に根治することが多いです．近い将来に反対眼にも発症することが多いことから，片眼に急性原発閉塞隅角緑内障がみられた場合，他眼に対しても予防的なレーザー虹彩切開術もしくは水晶体摘出術（白内障手術）を行います．

　なお，抗コリン作用を有する薬剤は散瞳作用があるため，隅角が狭くなっている閉塞隅角緑内障の方には医原性の緑内障発作を引き起こす可能性があるため禁忌であり，頭痛領域で用いることの多いアミトリプチリンも使用はできません．

＊本稿作成にあたり，ご助言をいただいた慶應義塾大学医学部眼科の堅田侑作先生に深謝いたします．

（滝沢　翼）

■ **文献**

1）　岩佐真弓，井上賢治：頭痛をきたす眼科疾患．MB ENTONI，268：31-37，2022
2）　Reynolds GL, et al：Glaucoma: what the neurologist needs to know. Pract Neurol, pn-2023-003905, 2024

第1章 ケースファイル

CASE 21 16歳，男性，先生，うちの子，毎日頭痛で学校に行けないんですけど！

16歳，男性．高校1年生．高校受験を経て有名進学校に入学した．運動部に入部したが，高校入学直後に感冒症状と発熱があり，それ以降頭痛が連日続いておりあまり参加できていない．2学期になってからは朝方から午前中の頭痛が連日続いて全く学校に行けていない．勉強も遅れているため母親の不安が大きい．

1 現病歴とこれまでの経過

　物心ついた頃から車に乗ると前頭部の頭痛を訴えていたが，車を降りると頭痛はすぐに改善していた．小学校低学年の頃は乗り物酔いがひどく，遠足のバスでは一番前の席に座ることが多かった．同じ頃から季節の変わり目の鼻炎が多く，風邪をひくと頭痛が数日持続することがあった．中学3年生になり，夜遅くまで勉強して寝不足が続くと頭痛が起こるため，学校を休みがちになった．頭痛は香水のにおいで誘発され，頭痛が高度になると拍動性となり悪心を伴い，光と音が煩わしく感じた．高校受験が終わった後は，頭痛が改善して，春休み中には頭痛発作は一度もなかった．高校に入学し4月中旬に感冒症状と発熱があり，これらの症状は数日で改善したが，同時に出現した頭痛が改善せず連日出現するようになった．近医を受診し脳MRIをとったが異常は指摘されず，アセトアミノフェンの頓用を処方され，経過をみるように説明を受けた．夏休みの間は家の中でじっとしていることが多く，頭痛の悪化はなかったが，その後も頭痛は改善しなかった．2学期に入って朝方から午前中にかけての頭痛が連日出現するようになり，全く登校できなくなった．近医を再診したところ片頭痛を疑われトリプタンを処方されたが，朝の頭痛には効果はなかった．頭痛は起立すると悪化し，臥位になると少し

楽になる．これまでクラブ活動中に，転倒や外傷，人とぶつかったことなど
はなかったという．また，夕方から元気になり夜は遅くまで友人とSNSをし
たり動画を見たりしていることが多い．勉強も遅れ気味となり，母親が心配
して本人とともに当院を受診した．

身体所見 NRS 5/10の非拍動性頭痛が持続している．発熱なし．神経学的異常
所見なし

家族歴 父が頭痛もち

既往歴 アレルギー性鼻炎

脳MRI 異常なし

血液検査 異常なし

新起立試験 臥位　血圧 102/78 mmHg, 脈拍 76回/分
　　　　　　　立位　血圧 108/82 mmHg, 脈拍 118回/分

2 まず考えること・聞くべきこと

　物心ついた頃から軽度の頭痛をしばしば訴えていたということですが，こ
のような情報は成人した患者本人から聞くことはあまりないものの，小児や
思春期の患者では親が覚えているため親を通じて聞くことがよくあります．
小児の片頭痛は成人に比べて軽症で，前頭部や側頭部に起こることが多く，
短時間ですぐに元気になるため見過ごされている場合があります．また，**片
頭痛の患者ではアレルギー性疾患を有することが多い**とされ，特に鼻炎を機
に片頭痛が悪化することがあります．本症例はベースに片頭痛を有している
と考えられますが，病歴に示すように，特に受験前には睡眠時間が短くなっ
たり，ストレスがかかったりして頭痛が悪化しがちです．このようなケース
では受験が終わった後に急に頭痛が改善することもよく経験します．本症例
では，受験が終わって頭痛が改善したものの，感冒を機に連日性となりまし
た．片頭痛はしばしば何らかの誘因を機に連日性になることがあり，よくあ
る誘因として感染や精神的ストレス，頭部外傷などがあげられます．また，2
学期になってからは，これまでと頭痛の様子が変化しており，朝方の頭痛に
トリプタンが効かないとのことで片頭痛以外の頭痛の合併の可能性も考えて
いく必要がありそうです．

3 鑑別の流れ

　本症例では，感冒を機に片頭痛が慢性化していますが，加えて2学期に入ってからは**起立性頭痛**が出現しています．起立性頭痛を呈する代表的な頭痛疾患として**脳脊髄液瘻性頭痛**があります．通常は脳と脊髄が脳脊髄液に浮かんだ状態ですが，脳脊髄液の漏出により脳が下方に移動して，架橋静脈が牽引されることによって三叉神経が刺激され頭痛が生じるとされています．また，脳脊髄液圧が減少することによって二次的に頭蓋内血管拡張が生じ，これが拍動性頭痛に寄与している可能性が示唆されています[1]．本症例では運動部に所属していることから，頭部打撲や転倒など，脳脊髄液漏出につながるようなイベントがなかったかどうかについて十分に確認する必要があります．また，起立性頭痛を呈するもう1つの重要な疾患は**起立性調節障害**です．特に片頭痛では小学校の高学年から中学，高校にかけて起立性調節障害を併発するケースをよく経験します．起立性調節障害は，主なタイプとして①起立直後性低血圧，②体位性頻脈症候群，③神経調節性失神，④遷延性起立性低血圧の4つに分類されていますが，頭痛外来の小児思春期患者でよく経験するタイプは**体位性頻脈症候群**（oostural orthostatic tachycardia syndrome：POTS）です．午前中に実施する新起立試験において，起立時の心拍数が115/分以上または起立中の平均心拍増加が35/分以上あれば診断可能です[2]．POTSによる頭痛は国際頭痛分類には記載されていませんが，起立性頭痛として「国際頭痛分類 第3版」の付録にA10.7「起立性（体位性）低血圧による頭頸部痛」が分類されています．POTSで頭痛が生じる機序については明らかになっていませんが，脊髄静脈圧および脳脊髄液量減少による相対的低髄液圧が原因である可能性などが示唆されています．

ヒントを引き出す 質問のコツ

　片頭痛とPOTS，またPOTSと脳脊髄液瘻性頭痛を上手に鑑別できるような質問していくことが診断にたどり着くためのコツです．まず片頭痛とPOTSですが，片頭痛は時間帯にかかわらず発症することと，トリプタンが有効であることなどが鑑別のポイントになります．一方，POTSによる頭痛は朝方から午前中に連日出現し，トリプタンは無効です（図1）．次に，POTSと脳脊髄液瘻性頭痛ですが，POTSによる起立性頭痛

はだんだん顕著になってくるのに対して，脳脊髄液瘻性頭痛はしばしばある日突然発症し，新規発症持続性連日性頭痛を思わせるような発症様式である場合があります．さらに前述のようにPOTSによる頭痛が午前中に多く，夕方から夜にかけては元気になりますが，脳脊髄液瘻性頭痛では日中に立位で過ごしているうちに悪化し典型的には夕方から夜にかけて頭痛が中等度から高度になります．また，脳脊髄液漏出は些細なきっかけで生じることがあるため，特に運動部に所属する患者などで注意して質問することが重要です（表1）．また，ややこしいですが脳脊髄液漏出に伴う二次性POTSを有していることもあるため，POTSがあるからといって脳脊髄液瘻性頭痛を否定することはできません．これらのポイントは例外もあるため十分な注意が必要ですが，参考所見として意識して質問するとよいでしょう．

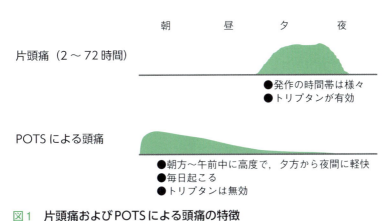

図1　片頭痛およびPOTSによる頭痛の特徴

表1　POTSと脳脊髄液瘻性頭痛の特徴

	POTS	脳脊髄液瘻性頭痛
発症様式	徐々に発症し顕著になることが多い	ある日突然発症することがある ⇒新規発症持続性連日性頭痛（NDPH）様の発症 ⇒NDPHの重要な鑑別疾患でもある
悪化する時間帯	朝方から午前中に悪化することが多い	夕方から夜にかけて悪化することが多い
発症のきっかけ	はっきりしない	原因となる手技や外傷歴を有する

※ 例外もあるため十分な注意が必要．
※ 脳脊髄液漏出に伴う二次性POTSを認めることがあり注意が必要．

1.3 慢性片頭痛，および体位性頻脈症候群（POTS）

4 治療・経過

　慢性片頭痛とPOTSによる頭痛が合併している本症例では，まず**生活習慣についての指導が重要です**．頭痛が比較的改善する夕方から夜にかけて，親が同伴するなど安全確保をしたうえで1日15分程度のウォーキングを勧めました．夜間のSNSに関しては友人とのコミュニケーションにとって欠かせないものになっている可能性もあり，禁止はせずに可能な範囲で夜更かしをしないように本人に指導をしました．頭痛が軽減しているときには，起立耐性の悪化を防ぐために，無理のない範囲でよいので長時間横になったままにならないように心がけるように説明しました．さらに，食事にスープやみそ汁，つくだ煮や漬物など追加して積極的な塩分摂取を心がけ，1日に1.5リットルから2リットル程度の水分摂取をするように説明しました．**水分だけ摂取するのは難しいですが，ある程度塩分をとることでのどが渇き，自然に水分がとれるようになること**についても説明しました．基本的には生活習慣の改善が優先されますが，本症例では本人と家族の希望もあったため，**体位性頻脈症候群に対してミドドリン4mg/日を起床時と夕食後に分2で開始しました**．その後，適度な運動と生活習慣の改善もできるようになりましたが，なおも頭痛が持続していたためプロプラノロール10mg/日を起床時に追加しました[2]．なお，プロプラノロールは片頭痛の予防効果もありますが，**気管支喘息の患者への処方と，リザトリプタンとの併用が禁忌である点を覚えておく必要があります**．また，急性期治療薬に関してPOTSによる頭痛には鎮痛薬は効かないとのことで処方は希望されませんでした．一方，ときに朝以外にも生じる頭痛は片頭痛が疑われ，発作の際にはアセトアミノフェンとドンペリドン内服してもらったところ，発作時のコントロールは良好でした．秋になり涼しくなった頃から，少しずつ朝起きられるようになり頭痛が軽減しました．その後も，頭痛は徐々に改善し高校1年生の正月以降は学校にも登校できる日が増えてきました．

処方例（図2）

① **ミドドリン**（メトリジン®）錠　2 mg　1回1錠　1日2回　起床時・夕食後　14日分
② **プロプラノロール**（インデラル®）錠　10 mg　1回1錠　1日1回　朝食後　14日分
③ **アセトアミノフェン**（カロナール®）錠　200 mg　1回2錠　発作時　5回分
④ **ドンペリドン**（ナウゼリン®）錠　10 mg　1回1錠　発作時　5回分

頭痛継続のため追加
片頭痛予防薬　プロプラノロール 10 mg/日
低血圧治療薬　ミドドリン 4 mg/日

発作時
急性期治療薬（頓用）
アセトアミノフェン 400 mg
ドンペリドン 10 mg

図2　本症例の処方

5 解説

　ベースの片頭痛が感冒症状を機に慢性化し，さらにPOTSを合併して不登校に至った症例を提示しました．当院でもこのようなケースは非常に多くみられます．特に勉強や受験，友人関係やクラブ活動，学校の先生との関係などデリケートな問題が山積する小児や思春期の頭痛は，親も神経質になりがちです．親は，なぜお子さんが大切な時期に，頭痛くらいで学校に行けないのか理解に苦しみ，治療が進まないことに対して苛立ちを募らせます．ただ，ここで重要なことがいくつかあります．まず，頭痛疾患とはそういうものだという事実です．つまり，**慢性化した頭痛とは人生を破壊するほどの影響をおよぼす重大な疾患であるという事実**です．頭痛があまりに一般的な疾患であるがために，多かれ少なかれ頭痛を誰でも経験したことがあるわけです．

ですから，お子さんの非常につらく長引く頭痛も，自分が過去に経験した頭痛の物差しで測ってしまい，「なぜ頭痛くらいで」となってしまうわけです．このトリックを家族や学校に十分理解してもらう必要があります．さらに，親が焦れば焦るほど家庭の雰囲気は悪化し，たとえ親が焦りを口に出さなかったとしても子どもは敏感に空気を感じ取ってプレッシャーになってしまいます．このプレッシャーが頭痛をさらに悪化させることになります．ですから**親がお子さんの症状と状態をあるがままに受け入れて，お子さんが頭痛は続いているが親はそれを受け入れてくれているんだと安心できるような環境をつくることが重要です．**

　また，学校の理解もきわめて重要です．しばしば学校の理解は十分でなく，残念なことに単に怠けていると誤解されることが多いのが実情です．私の場合は，きわめて詳細な診断書を学校に提出することで学校への理解を促しています．診断書には国際頭痛分類による頭痛診断はもちろんのこと，現在の状態が本人にとってどれほど大きな支障であるか，学校生活での注意点や本人への対応のしかた，体育やクラブの見学の基準，保健室の利活用，さらに今後の当院での治療の見通しや，頭痛により成績や進級などに不利益にならないための配慮などについても詳細に記載します．さらに署名欄には自身が頭痛センター（頭痛外来）の頭痛専門医であることを明記して，「伝えるための診断書」を心がけています．このようなことを一通り実践して理解してもらうために，どうしても初診のときには20分から30分程度はかかってしまいますが，初診時の対応が後の信頼関係構築に一番重要です．また，私自身はきわめて難治の慢性頭痛でも根気よく何年も診ているうちに改善するケースを数多く経験していますので，そのような経験談をお伝えすると少し希望を見出していただけるようです．また，希死念慮の存在や，精神的な要因が頭痛の増悪因子であると疑われたときには心療内科や精神科との併診が必要ですが，単に心療内科の受診をすすめると，「頭痛さえなければストレスはないのだから，頭痛を先に治療してほしい」と反発される場合があります．じつは，頭痛が原因のストレスでも，別の要因が原因のストレスでも，長くなればストレスはストレスで，いずれも頭痛を悪化させます．私は，**「私は頭痛を診ていきますが，頭痛を悪化させている可能性のある精神的な要因も併せて治療していった方が効率よく頭痛を改善できますよ」**と説明するようにし

ています．また「感染や出血が原因の頭痛なら感染の治療や出血の治療をするのと全く同じように，精神的な要因が関与しているならそれを同時に治療することが重要です」と説明するとご理解いただけることが多いようです．

　さまざま述べましたが，このように特に小児や思春期の慢性頭痛では，単に薬の処方だけではなく，生活指導から親への対応，悩みや友人関係の把握，学校の環境調整や，年単位にわたって診療していく主治医の根気など，まさに医師としての総合力が問われ，診療の経験値で結果に差がつく領域と思われます．

（團野大介）

■ 文献

1）「最新主要文献とガイドラインでみる脳神経内科学レビュー 2022-'23」（鈴木則宏／総監修，永田栄一郎，伊藤義彰／編），pp 1-456，総合医学社，2022
2）「小児心身医学会ガイドライン集 改訂第2版」（日本小児心身医学会／編），pp1-289，南江堂，2015

第1章 ケースファイル

CASE 22 38歳，女性，転職先の環境に慣れることができず，心身ともにつらいです…．頭痛も悪化しました

38歳女性．転職を契機に頭痛が始まり，ここ最近は毎日頭痛がある．また，仕事に行けない日も増えたため受診した．

1 現病歴とこれまでの経過

病歴 この4月に転職したが，業務や職場環境に慣れないことなどあり，当初からつらい気持ちを抱えていた．5月頃から体調に不調をきたすようになり，心窩部痛，動悸，めまい感などの症状を自覚，消化器内科や循環器内科に受診したが特に問題がないと言われ，対症療法の薬をもらうだけで改善は認めなかった．その頃から頭痛も自覚していた．頭痛は起床時から出現し，頭部全体が重くなり，放っておくとひどくなるため，毎日市販複合鎮痛薬を内服してから1日が始まる日々をくり返していた．ただ市販複合鎮痛薬の効果は安定していなかった．職場でのストレスも改善せず，頭痛が数カ月以上持続し徐々に悪化しているため受診した．

身体所見 心窩部に軽度の圧痛あり．脈拍98回/分と頻脈あり

神経学的所見 特記所見なし

家族歴 特記事項なし

既往歴 適応障害

頭部単純MRI 特記所見なし

各種心理検査 自己評価式抑うつ性尺度 64点/80点，PHQ-9日本語版 20点，PHQ-15日本語版 24点，GAD-7日本語版 15点

2 まず考えること・聞くべきこと

この症例の場合，頭痛を主訴に頭痛外来を受診されていますが，他にもさ

まざまな症状を訴えられていますので，頭痛以外の症状も確認していきましょう．

　問診を行ったところ，物事に対して楽しめない，気分が落ち込むことがほとんど毎日あり，朝早く目が覚めてしまって睡眠も十分とれていないようです．疲労感も感じており，体重もここ半年で5 kgほど減少していました．頭痛以外の身体症状として，動機や心窩部痛，めまい感や疲労感に悩まされているようです．イライラ感や不安感も就職してから続いているとのことです．休日も1日中家で横になっていることが多く，趣味も楽しめない日々が続いているようです．自分自身の存在を否定する言動もありました．

　頭痛は頭全体を圧迫されるような非拍動性の頭痛で，ときに軽い気分不良があるのみで，その他の随伴症状ははっきりしませんでした．起床時から頭痛があり，ここ半年は市販複合鎮痛薬が欠かせなくなっているようです．夕方にかけて楽になるときもありますが，日に何度か市販複合鎮痛薬を内服するときもあるようです．

　ストレス源がないか詳しく聞きますと，職場での人間関係に悩んでおり，退職も視野に入れていました．出産のため前職を辞め，子育てが一段落したところでの再就職だったのに，と涙ながら訴えられました．このような状況では過去の精神疾患の既往歴を詳細に聞き出すことも重要です．

3 鑑別の流れ

　慢性の頭痛ですので，それを念頭に鑑別していきましょう．他院受診歴がない場合は，二次性頭痛の中でも器質的疾患の除外をまず行いましょう．慢性頭痛の場合，多くは一次性頭痛によるものですが，二次性頭痛のなかにも慢性の経過をたどる疾患がありますので，「国際頭痛分類 第3版」を常に確認しながら鑑別診断を進めましょう．

　本症例では，頭痛の悪化に対する患者の不安感も強いため，まずは血液検査および頭部単純MRIを行い二次性頭痛の除外を行いました．結果，明らかな問題はありませんでしたので，頭痛の性状から一次性頭痛である**慢性緊張型頭痛**を最も疑いました．また，さまざまな身体症状および精神症状を訴えられましたので，感情障害や気分障害の自己問診法によるスクリーニング検

査を行い，抑うつ状態およびそれに伴う身体化症状の存在を強く疑いました．

> ### ヒントを引き出す 質問のコツ
>
> 　感情障害や気分障害などの精神疾患は，片頭痛や緊張型頭痛が背景にあると，それらを複雑化させ，頭痛の本体が何であるのか判断できなくなることを日常臨床ではよく経験します．片頭痛や緊張型頭痛を長年患っている方では，頭痛史のなかでどの時期に頭痛が悪化したのか，同時期に精神疾患が関与しているのか聴き取ることが重要です．一方，元来頭痛もちではなく，精神疾患の身体化症状の１つとして，精神疾患に罹患してから頭痛が現れることもあります．

診断　2.4.3 慢性緊張型頭痛
　　　A12.3 うつ病による頭痛の疑い
　　　8.2.5 複合鎮痛薬乱用頭痛

4 治療・経過

　病歴から，背景に抑うつ状態の存在を疑いましたので，心療内科受診を予定し，それまでは慢性緊張型頭痛の治療に準じて，アミトリプチリン 10 mg/日とロフラゼプ 0.5 mg/日の内服を開始しました．また，急性期治療はなるべく市販複合鎮痛薬は使用せず，イブプロフェン 400 mg の頓服を行うように指導しました．その後，心療内科でうつ病と診断され，選択的セロトニン再取り込み阻害薬（selective serotonin reuptake inhibitors：SSRI）の内服および自宅療養の指示によりいったん休職に入りました．以前も，職場のストレスから転職をくり返していたことがあり，一時休職されていた時期があったようです．

　療養から2週間後，気分もだいぶ落ち着かれ，睡眠もとれるようになったようです．頭痛も我慢できる程度にまで改善し，イブプロフェンは数回しか使用せずに済みました．動悸なども比較的軽減したようです．その後も徐々に改善し，8週間の療養生活を送り，頭痛も軽減急性期治療薬も使用せずに済んだため，当院でのアミトリプチリンおよびロフラゼプの処方は心療内

科医の指示のもと中止し，今後は心療内科での処方のみ継続としました．その後療養から4カ月経過し，身体的な症状は軽減し安定していましたが，従来と変わらない環境への復職に抵抗があり，引き続き心療内科での治療を継続されています．

処方例（図1）

① **アミトリプチリン**（トリプタノール®）錠　10 mg　1回1錠　1日1回　就寝前　14日分
② **ロフラゼプ**（メイラックス®）錠　1 mg　1回0.5錠　1日1回　就寝前　14日分
③ **イブプロフェン**（ブルフェン®）錠　200 mg　1回2錠　頭痛時　10回分

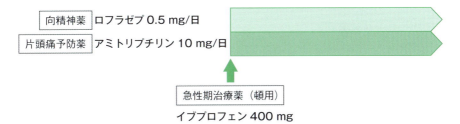

図1　本症例の処方

5 解説

慢性頭痛の背景には，精神的な要因が重なっていることが多いため，**ストレスの把握**は重要です．自己評価式抑うつ性尺度（Self-rating Depression Scale：SDS），ベックうつ病調査票（Beck Depression Inventory：BDI），PHQ-9日本語版（Patient Health Questionnaire-9：PHQ-9），PHQ-15日本語版（Patient Health Questionnaire-15：PHQ-15），GAD-7日本語版（Generalized Anxiety Disorder-7：GAD-7）などのスケールを用いて，ストレスの有無やそれに伴う身体症状を見逃さないようにしましょう．症例が中等度から重度の場合は積極的に精神科・心療内科と連携し診療にあたりましょう．精神病性障害による頭痛の診断には，専門医による精神症状の評価が不可欠です．**頭痛外来では精神疾患の共存は避けては通れませんので，常に意識を**

表1　うつ病による頭痛の診断基準

A12.3 うつ病による頭痛
A）Cを満たす頭痛
B）DSM-5診断基準により，大うつ病性障害（単一エピソードまたは反復性エピソード）または持続性抑うつ障害（気分変調症）が診断されている
C）頭痛はうつのエピソード時のみに起こる
D）ほかに最適なICHD-3の診断がない

多くの抗うつ薬，特に三環系抗うつ薬は，うつ病がない時でも頭痛に有効である。このため三環系抗うつ薬でうつ病に関連した頭痛が寛解または改善することが因果関係の証明となっていると判断するのは困難である。頭痛にはあまり効果的でない他の抗うつ薬でうつ病（大うつ病性障害）が改善した時，頭痛の寛解も認められた場合には，精神疾患が頭痛の原因であることをより強く示唆する。
「国際頭痛分類 第3版」（日本頭痛学会・国際分類委員会 / 訳），p210，医学書院，2018より転載

もつことが重要です。

　じつは，「うつ病による頭痛」は，「国際頭痛分類 第3版」では「付録」に記載されており，正式に認められた名称ではありません（表1）[1]。しかしながら，実臨床では，うつ病など精神疾患を罹患中の患者さんが多く頭痛外来に受診されます。このような方々が，元来罹患していた片頭痛や緊張型頭痛の悪化なのか，うつ病に伴い片頭痛や緊張型頭痛が共存して発現しているのか，あるいはうつ病そのものによる身体症状としての頭痛なのか，鑑別はきわめて困難になります。なるべく正確な診断のためにも，患者さんの頭痛史を聞き出すことは重要ですが，ときには治療の結果から検討することも必要です。

　特に，慢性緊張型頭痛のなかで精神疾患の身体症状として頭痛を認める症例の頻度は高く，その多くは身体化障害や疼痛性障害などの身体表現障害（現在の身体症状症），大うつ病や気分変調症などの感情障害，パニック障害や全般性不安障害などの不安障害と報告されています[2]。

　今回提示した症例は，頭痛としては慢性緊張型頭痛と診断できますが，精神症状やさまざまな身体症状と並行して頭痛が出現し，うつ病の治療を行うことによって頭痛は改善しましたので，「国際頭痛分類 第3版」では正式な頭痛疾患とは認められていないものの，付録にありますように，「うつ病による頭痛」とも診断できるでしょう。

（土井　光）

■ 文献

1）「国際頭痛分類 第3版」（日本頭痛学会，国際頭痛分類委員会／訳），医学書院，2018
2）Heckman BD & Holroyd KA：Tension-type headache and psychiatric comorbidity. Curr Pain Headache Rep，10：439-447，2006

第1章 ケースファイル

CASE 23 84歳，男性，毎日一日中，痛い痛いと訴える頭痛

> 84歳，男性．元会社員．40歳頃から肩こりがときどきあり，頭痛は年に数回ほどあったが市販の鎮痛薬で消失していた．65歳まで会社に勤務し，退職後は妻と自宅で過ごしていた．80歳頃から物忘れが出はじめ，認知症外来で内服加療中である．2年前から頭痛を訴えることが増え，最近になって毎日のように一日中頭痛を訴えるようになったため，妻および長女とともに頭痛外来を初診した．

1 現病歴とこれまでの経過

　妻および長女より聞きとり：大学卒業後に商社に就職し海外赴任を経験した．仕事は多忙であり，40歳頃からは疲れたときや寝不足のときに肩こりを訴えていたが，大きな支障なく過ごしていた．年に数回，感冒時に頭痛があったが市販の鎮痛薬で消失していた．65歳で退職したあとは，妻と自宅で過ごしていた．長女が出産したあとは孫の世話などもしていたが，80歳頃から家族に物忘れを指摘されるようになった．認知症外来を受診し脳MRIで海馬萎縮を指摘され，アルツハイマー型認知症と診断された．その後も認知症は進行しドネペジルを内服中である．半年前に転倒してから腰痛と頭痛を訴えるようになった．整形外科でロキソプロフェンを処方され，定期的に内服していた．その後，腰痛は改善したが締めつけるような頭痛が続き，毎日一日中，頭を押さえて痛い痛いと訴えている．頭痛の訴えが強いため，妻がロキソプロフェンを連日服用させているという．また，頭痛が強いときには食欲も落ちるという．近医を受診して，頭部CTを撮影したが出血や骨折などはなく，認知症もあることから経過観察を指示された．頭痛が続くため，妻が心配して長女とともに当院頭痛センターを初診した．

身体所見

血圧 138/78 mmHg

認知機能障害　MMSE18/30（見当識，計算，遅延再生で失点），頭部全体が常時痛むという．詳細な頭痛性状や持続時間については不明．両側の後頭神経と眼窩上神経に圧痛を認める．その他，神経学的異常所見なし

家族歴 長女が頭痛もちであるが，認知症の家族歴はない

既往歴 脂質異常症

脳MRI 海馬萎縮あり．VSRAD z スコア 2.7．大脳白質病変を認めるが年齢相応で，側頭極白質には異常なし

血液検査 軽度の肝障害，LDL-C 高値のみ

2 まず考えること・聞くべきこと

　本症例は，50歳以降に発症した頭痛で，最近発症しています．また，症状が進行しているため危険な二次性頭痛の除外が基本になります．**本例の問題点として，患者本人に認知機能障害があり詳細な頭痛情報が得にくいことがあげられます．**したがって，本人の訴えを傾聴しながら，客観的な情報を収集して診断と治療を進めていくしかありません．本人の頭痛がどの程度生活の支障になっているのかについて，家族から情報を得ることが重要です．

3 鑑別の流れ

　当院受診時に，両側の後頭神経と眼窩上神経に圧痛を認める以外に，神経脱落症状は認めませんでした．発熱や体重減少はなく脳MRIと血液検査でも異常を認めませんでした．家族の情報からは，過去に緊張型頭痛ないし片頭痛を有していた可能性が疑われます．また，転倒後から鎮痛薬の使用頻度が増加しており，「薬剤の使用過多による頭痛」も鑑別疾患の1つとしてあげられました．さらに，両側の後頭神経と眼窩上神経に圧痛を認め，頸椎深層筋群の緊張により，後頭神経圧迫から後頭神経領域の疼痛を引き起こし，三叉神経脊髄路核においてシナプス結合する三叉神経第1枝の分岐である眼窩上神経にも痛みを引き起こす大後頭神経三叉神経症候群（great occipital trigeminal syndrome：GOTS）様の機序による疼痛である可能性なども推測されました．その他に，認知症の周辺症状である抑うつに関連した症状の可能性や，認知症でみられる口癖としての訴えである可能性も否定できません

でした.

> **ヒントを引き出す 質問のコツ**
>
> 　本症例のように，患者自身からの問診では不十分な場合，家族からの情報に頼ることになります．受診時に家族からの情報が不十分な場合は，頭痛ダイアリーのメモ欄などを用いて本人の様子を記載していただくことも有用です.

診断 アルツハイマー型認知症　慢性連日性頭痛

4 治療・経過

　本症例は，本人からの正確な頭痛の持続時間や性状，随伴症状に関する詳細な情報を得ることができなかったため，頭痛疾患としての確定診断には至りませんでした．前述の鑑別疾患を視野に治療を進めることになりました．高齢の認知症患者であり，頭痛予防薬としての抗うつ薬処方や抗てんかん薬の積極的な処方は，めまいや傾眠，記憶障害など有害事象の懸念があり，注意が必要な状況でした．妻が本人の訴えに応じてロキソプロフェンを頻回に服用させており，これによる「薬剤の使用過多による頭痛」の合併も疑われたため見直すように指導しました．頭痛が悪化したころから不眠があり，睡眠不足が続くと頭痛の訴えが増加しているとのことで，ラメルテオンを就寝前に服用開始しました．また，焦燥も認められたため，抑肝散も併用しました．家族に頭痛ダイアリーの記載を依頼し様子をみましたが，再診時の家族の話によると「痛い痛い」という訴えが口癖のようになっており，痛み止めへのこだわりも疑われました．家族の判断で，訴えが強いときには鎮痛薬のかわりにビタミン剤のサプリメントを規定用量範囲内で服用させていたところ，服用後は訴えが止まるとのことでした．しかしながら，頭部全体の痛みが続くため家族と相談してアミトリプチリン2.5 mg/日を就寝前に追加しました．以後，不眠と焦燥が徐々に改善し，鎮痛薬の服用も減少しました．そ

の後, 半年ほど経過を観察し, 頭痛の消失には至らなかったものの鎮痛薬の服用なく頭痛コントロール可能になりました. 当院外来の待ち時間が長く, 遠方であることから家族の希望でかかりつけ医で加療を継続することになりました.

処方例（図1）

① **アミトリプチリン**（トリプタノール®）**錠** 10 mg 1回0.25錠 1日1回 就寝前 14日分

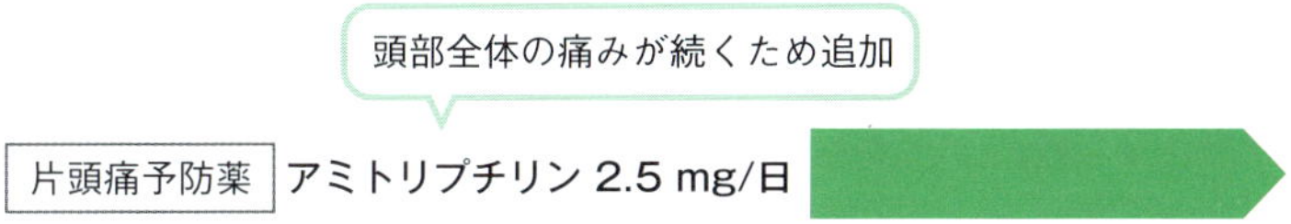

> 頭部全体の痛みが続くため追加

| 片頭痛予防薬 | アミトリプチリン 2.5 mg/日 |

図1 **本症例の処方**

5 解説

　頭痛疾患は問診がきわめて重要で, 本人から詳細な情報が得られない場合には正確な頭痛診断が困難になります. 日本人の高齢者頭痛に関して新型コロナウイルスワクチン接種後の待機時間を利用して行われた65歳以上の高齢者を対象にしたアンケート調査では, 有効回答者2,858例のうち3カ月頭痛有病率は, 頭痛11.97％, 片頭痛0.91％, 慢性連日性頭痛1.57％, 薬物乱用頭痛0.70％であると報告されており, 頭痛疾患が高齢者において負担になっていることが示されました[1]. 高齢化が進むにしたがって, 今後も本症例のようなケースが増加することが考えられます. 本人からの情報が十分でない場合でも, 患者は支障を感じている可能性があるため, **確定診断をつけることに固執するのではなく, まず危険な二次性頭痛の除外を行い可能性のある鑑別疾患を挙げ, それらを視野に入れながら本人の状態に応じて症状緩和にフォーカスしていく**のがよいと考えられます. 筆者が頭痛診療のなかで経験した問題点と対応の例を参考として表1に示します. 現在, 認知症を有する頭痛患者に対する指針がないため, 認知症を有する頭痛患者への対応について, ガイドラインなどでの整備が望まれます.

（團野大介）

表1 認知機能障害を有する頭痛患者に対する対応の例（筆者の私見）

	問題点	対応の例
診断	本人からの情報が不十分で確定診断が困難である	・頭痛診療の限界であり，確定診断をつけることに固執せず，複数の鑑別疾患を視野に入れて状況をみながら判断する ・危険な二次性頭痛の除外を徹底する ・メモ欄を重視した頭痛ダイアリー記載を家族に依頼する
治療	予防薬による有害事象（めまい，傾眠，記憶障害など）の懸念がある	・漢方薬などを含めて有害事象の少ないものを選択 ・積極的な予防療法に固執せず，薬剤の使用過多にならない範囲での鎮痛薬使用も考慮
	鎮痛薬服用こだわりによる過剰服用がある	・規定用量範囲内でのサプリメントなどによるプラセボなども考慮
	病歴から明確に片頭痛があると判断される場合	・禁忌事項がなければCGRP関連抗体薬なども治療選択肢に入れる
	周辺症状が目立つ場合	・周辺症状に関連した愁訴である可能性について注意し，必要に応じて周辺症状への対応を行う
医療連携	進行した認知症を有する場合	・頭痛専門医として頭痛治療の方針を明示したうえで，希望によってはかかりつけ医で継続加療することも選択肢に入る
その他	認知症を有する頭痛患者に対する指針がない	・現状は指針がないため，患者の状態をみながら症状緩和にフォーカスして治療を行う ・今後，ガイドラインなどでの整備が望まれる

CGRP：カルシトニン遺伝子関連ペプチド

■ 文献

1） Katsuki M, et al：Questionnaire-Based Survey during COVID-19 Vaccination on the Prevalence of Elderly's Migraine, Chronic Daily Headache, and Medication-Overuse Headache in One Japanese City-Itoigawa Hisui Study. J Clin Med, 11：4707, 2022

第2章

総　論

第**2**章　総論

1 問診，患者指導，頭痛ダイアリー

問診

　問診は頭痛診療の基本です．主な目的は，緊急性の高い二次性頭痛のポイントを見逃さないこと，診断バイオマーカーのない一次性頭痛の特徴を的確に捉えることです．また，一人の患者さんが1つの頭痛のみを患っているとは限りません．例えば，片頭痛および緊張型頭痛の合併は比較的多く経験します．短い診察時間のなかで詳細に頭痛の特徴を捉えるためにも，ぜひ**問診票**を活用しましょう．頭痛専門施設の問診票が各ホームページに掲載されていますので，それらを参考にして各自作成してみてください．頭痛問診票の例を図1，2に示します．

　ただし，問診票は現状の頭痛を把握するためには有用ですが，頭痛史を聞き取るには困難な場合もあります．片頭痛など長年にわたって頭痛に悩んでおられる場合，片頭痛の性状や程度，頻度も年齢や環境とともに変化していきます．幼少時から現在まで，頭痛がどのように変化していったのか，特に**反復性から慢性の経過をたどった場合，元の頭痛が悪化したのか，別の頭痛を合併したのかを鑑別することは非常に重要です．**

図1 頭痛問診票の例①（次ページへ続く）
仙台頭痛脳神経クリニックより許可を得て掲載

仙台頭痛脳神経クリニック

8. 最もひどい頭痛の強さは、痛くないときを0点、想像できる最悪の痛みを100点としたら
何点になりますか※「50点」が頭をしかめる程度 ＿＿＿＿点
また痛みは、 □日に日に強くなっている □日によって程度が違う □変化なし

9. 頭痛のため生活に支障がありますか？
□全く支障がない □気になるが何かに集中すると忘れる □我慢が必要で生活に支障がある
□通常の仕事・生活ができない □横にならないと我慢ができない □横になっても激しく痛む

10. 以下のようなことやどのようなときが頭痛を悪化させますか □すべてなし
□入浴・暖める □頭を振る □体を動かす □飲酒 □喫煙 □寝不足 □寝すぎ
□天候の悪化 □まぶしい光 □騒音 □におい □冷やす □冷たいものを食べる
□辛い物を食べる □人ごみ □休日 □過労 □その他（　　　　　　　　　　　　）

11. 以下のようなことが頭痛と一緒に起こることがありますか □すべてなし
□はきけ □嘔吐 □音に過敏になる □光に過敏になる □臭いに過敏になる
□目の充血 □涙が出る □鼻づまり □鼻水 □目のはれ □額・顔面の発汗
□顔面・額の紅潮 □耳閉感 □まぶたが下がる □めまい □手足のしびれ
□手足の脱力 □意識が遠のく □肩こり・首のこり □その他（　　　　　　　　）

12. 以下のようなことが頭痛のおこる前触れとしてありますか □すべてなし
□目の前に光が見える、「チカチカ」「ギザギザ」したものが見える。視野がぼやける
□半身がしびれる □半身の脱力感 □食欲亢進 □トイレが近くなる □ねむけ
□なまあくび □むくむ □はきけ □嘔吐 □音に過敏になる □光に過敏になる
□臭いに過敏になる □意識が遠のく □その他（　　　　　　　　　　　）

13. 頭痛時、どのように対応していましたか？（していますか？）
□なにもしない □横になって休む □冷やす □温める □マッサージ □入浴
□ストレッチ □痛み止めの服用 痛み止めの服用にチェックした方は、何を飲んでいますか
□市販の鎮痛薬 □病院で処方された鎮痛薬 □病院で処方された頭痛の特効薬
飲んでいる薬の名前：
薬の効果は？ □効く □あまり効かない □効かない □効かなくなってきた □まちまち

14. 家族・兄弟・親戚に頭痛もちの方はいますか □いいえ
□父 □母 □配偶者 □子供 □兄弟 □祖父母 □その他（　　　　　　　　　　）

15. 以下の項目で当てはまるものすべてにチェックして下さい
□子供の頃よく腹痛があった □子供の頃乗り物酔いしやすかった □朝早く目が覚める
□熟睡感がない □同じ姿勢でいることが多い □デスクワークが多い □運動不足
□行動を起こすまで時間がかかる。おっくうである □心配事が多い □「喘息」と言われた
□「慢性腎不全」と言われた □「心臓の病気」と言われた

16. 本日受診するのに参考にしたことはどれですか
□医師の紹介 □医師以外の医療関係者の勧め □知人の評判 □新聞・雑誌 □テレビ・ラジオ
□病院の広報誌 □病院のホームページ □インターネットの情報 □その他（　　　　　　）

ご記入、ありがとうございました

2021年12月28日改訂

図1 頭痛問診票の例①（前ページの続き）

仙台頭痛脳神経クリニックより許可を得て掲載

図2 頭痛問診票の例②（次ページへ続く）
土井内科神経内科クリニックより許可を得て掲載

12. お風呂につかったり, お酒を飲むと良くなりますか, かえって悪くなりますか?
    お風呂 (良くなる　悪くなる　変わらない)　　お酒 (良くなる　悪くなる　飲まない)

13. 頭痛は雨の日やその前日に多いですか?　　　　　(はい　　いいえ)
    頭痛は生理中やその前後にひどくなったりしますか?　　(はい　　いいえ)
    頭痛はストレスを感じたり, ストレスから解放されたときに起こりますか?　(はい　　いいえ)
    他にも何か頭痛が起こる誘因を自覚していますか?　(　　　　　　　　　　　　　)

14. 洗顔, 歯磨き, 食事で痛みが誘発あるいはひどくなりますか?　　(はい　　いいえ)
    咳をした時や, 睡眠中, 朝起きた直後に頭痛が起こりますか?　　(はい　　いいえ)

15. 頭痛があるときにめまいはありますか?　　(ある　ない　わからない)
    目の前がぐるぐる回る, あるいは, ふわふわするめまいですか?　(ぐるぐる　ふわふわ)
    頭痛が無いときもめまいはありますか?　(ある　ない　わからない)

16. 頭痛の時に鼻水, 鼻づまりはありますか?　(はい　　いいえ)
    蓄膿症など, 鼻の病気はありますか?　(はい　　いいえ)

17. 頭痛の時に眼の痛み, 充血, 涙, かすみ目はありますか?　(はい　　いいえ)

18. 頭や首, 肩の怪我をしたり, 頚椎症と診断されたことはありますか?　(はい　　いいえ)
    肩こりはありますか?　(はい　　いいえ)　(左肩　右肩　両肩)
    肩こりがある場合, いつありますか?　(いつも　頭痛関係なし　頭痛の始まり　頭痛中)

19. 物が2重に見える, 目の前が真っ暗になる, あごが痛い, しびれ, 麻痺など, 頭痛以外の症状はありますか?　(はい　いいえ)　(具体的に:　　　　　　　　　　　　　　　　　)

20. 高血圧, 狭心症, 閉塞性動脈硬化症など, 心臓や血管の病気はありますか?　(はい　　いいえ)
    薬で発疹などのアレルギーや副作用が出たことはありますか?　(はい　　いいえ)

21. 頭痛の時, いつも使っている薬はありますか?　(名前:　　　　　　　　　　　)
    どのようなものをどれだけ内服していますか?　(使い方:　　　　　　　　　)

22. 両親, 祖父母, 兄弟などに頭痛もちの人はいますか?　(　　　　　　　　　　　)

23. 過去に CT や MRI などの頭の画像検査を受けたことがありますか?
    (ある　ない　希望する　相談して決めたい)

土井内科神経内科クリニック

図2　頭痛問診票の例②（前ページの続き）
土井内科神経内科クリニックより許可を得て掲載

第2章　1問診，患者指導，頭痛ダイアリー

■片頭痛と緊張型頭痛の見分け方

　ここでは，実臨床で遭遇する機会が多い，片頭痛と緊張型頭痛の鑑別について述べます．総合病院や診療所など，各医療機関によって頭痛患者層は異なるものの，頭痛外来を受診する患者層で最も多いのは片頭痛です．一方，慢性頭痛で有病率が最も高い疾患は緊張型頭痛です．よって，この2疾患を正しく鑑別するために，問診で得られた情報を基に「国際頭痛分類 第3版」（ICHD-3）の診断基準に照らし合わせ，正確な診断につなげていきましょう．

　まずは，両疾患の典型例を確実に診断できるようになりましょう．典型的な片頭痛は，拍動性，一側性，中等度から重度の強さで，体動により増悪し，悪心や嘔吐，光過敏や音過敏を伴う頭痛発作が，無治療の場合4〜72時間持続します．一方，典型的な緊張型頭痛は，非拍動性，両側性，軽度の強さで，体動により増悪はなく，悪心や嘔吐はなく，光過敏や臭い過敏はあってもどちらか一方のみの頭痛発作が，無治療の場合30分〜7日間持続します．このような頭痛の特徴を捉えることにより，診断精度は向上しますので，詳細な問診は怠らないようにしましょう．

　このように，両疾患の診断基準を改めて眺めますと，片頭痛と緊張型頭痛の診断基準は，両診断基準の裏返しと見なすことができます（図3）[1,2]．片頭痛も緊張型頭痛も診断バイオマーカーが存在しませんので，拍動性か非拍動性か，片側性か両側性か，軽度か中等度以上か，随伴症状を伴うか伴わないかなどを総合的に考えて判断するほかありません．国際頭痛分類でも，図3にありますように，各項目すべての特徴を満たさなくても診断は可能です．ゆえに両者の診断基準の各項目が重なり，鑑別しがたい症例を日常臨床ではしばしば経験します．個人的な見解ですが，診断が困難な場合は，急性期治療薬の効果から診断を探ってみてもいいかもしれません．例えば，トリプタンが著効するなら片頭痛と考えて治療を継続すべきですので，鑑別困難な症例では診断にとらわれずぜひ試してみましょう．

■簡易片頭痛スクリーナー

　頭痛外来だけでなく，一般の内科外来でも頭痛患者さんは多く受診されます．そのような忙しい外来で片頭痛患者さんをスクリーニングするためにも，**簡易片頭痛スクリーナー**を活用しましょう（表1）[3]．感度74.2％，特異度

【片頭痛】	【緊張型頭痛】
C. 頭痛は以下の特徴の少なくとも2項目を満たす 1. 片側性 2. 拍動性 3. 中等度〜重度の頭痛 4. 日常的な動作（階段の昇降などの）により頭痛が増悪する，あるいは頭痛のために日常的な動作を避ける	C. 以下の4つの特徴のうち少なくとも2項目を満たす 1. 両側性 2. 性状は圧迫感または締め付け管（非拍動性） 3. 強さは軽度〜中等度 4. 歩行や階段の昇降のような日常的な動作により増悪しない

【片頭痛】	【緊張型頭痛】
D. 頭痛発作中に少なくとも以下の1項目を満たす 1. 悪心または嘔吐（あるいは両方） 2. 光過敏あるいは音過敏	D. 以下の両方を満たす 1. 悪心や嘔吐はない 2. 光過敏あるいは音過敏はあってもどちらか一方のみ

【診断として】　　　　　　　　【症状として】

図3　片頭痛と緊張型頭痛の診断基準の比較
文献1，2を元に作成

表1　簡易片頭痛スクリーナー

過去3カ月間にあった頭痛について当てはまるところをチェックしてください．
1. 歩行や階段の昇降など日常的な動作によって頭痛がひどくなることや，あるいは動くよりじっとしている方が楽だったことはどれくらいありましたか？ □なかった　□まれ　□ときどき　□半分以上
2. 頭痛に伴って吐き気がしたり又は胃がムカムカすることがどれくらいありましたか？ □なかった　□まれ　□ときどき　□半分以上
3. 頭痛に伴って普段は気にならない程度の光がまぶしく感じることがどれくらいありましたか？ □なかった　□まれ　□ときどき　□半分以上
4. 頭痛に伴って臭いが嫌だと感じることがどれくらいありましたか？ □なかった　□まれ　□ときどき　□半分以上
4項目のうち2項目以上で「ときどき」または「半分」以上の場合は，片頭痛の可能性が高いです．

文献3を元に作成

85.4％，陽性反応的中度91.2％と高く有用です[4]．簡易片頭痛スクリーナーでふるいにかけ，そして詳細な頭痛問診表につなげ診断精度を上げていく手順も，一般の診療では役に立つのではないでしょうか．

■ その他の問診票

上記のほかに，一般臨床で用いられる頭痛の代表的な3つの質問表を紹介します．各質問票は標準化されているため，多くの施設で使用されております．

① MIDAS（Migraine Disability Assessment Scale）

② HIT-6（Headache Inmact Test-6）

③ MIBS-4（Migraine Interictal Burden Scale-4）

①，②は片頭痛の支障度を評価する質問票です．多くの臨床試験でも使用されており，治療の前後に行うことで治療の有効性を推察することなどに使用されます．比較的簡便に記載できますので，ぜひ活用してみましょう．

近年，頭痛患者さんの非頭痛時，すなわち発作間欠期の生活への支障が重視されています．③はその状態を捉えるための代表的な質問票です．その他にもさまざまな評価質問票がありますので，詳しくは「頭痛の診療ガイドライン2021」などを参照してください．

患者指導

現代の医学では，さまざまな治療薬が開発され，頭痛治療は飛躍的に進歩しました．一方，現状のような頭痛治療薬がない時代には，患者指導が最も重要でした．今では患者指導は忘れがちですが，たった1つの的確な指導により頭痛が改善することもありますので，ぜひ患者さんに説明しましょう！ここでは，片頭痛の生活指導の一例をあげておきますので，参考にしてみてください（表2）．

頭痛ダイアリー

患者さんの頭痛の詳細を確認するためにも，ぜひ頭痛ダイアリーを活用しましょう．頭痛日数や服薬数の確認，天候や月経との関連など，頭痛ダイア

表2 片頭痛の生活指導の一例

	片頭痛の生活指導
1	サングラスの着用，廊下側の席など，強い光を避ける（光過敏）
2	蛍光灯をハロゲン電球色に変える（白色LED，白色蛍光灯は避ける）
3	騒音，人ごみを避ける（音過敏）
4	タバコや香水などの臭いを避ける（臭い過敏）
5	ブルーライトを避ける，特に夜寝る前にスマホは見ない
6	寝過ぎ，寝不足を避け，休日でも規則正しい睡眠を心がける
7	日頃からストレスをためない
8	ウォーキング，腹式呼吸などはセロトニン神経を高めリラックス効果あり
9	柔軟体操，ストレッチをしっかりする（頭痛体操）
10	特定の飲食物（ワイン，チーズ，チョコレート，アルコールなど）が誘因か注意する
11	空腹を避け，水分をしっかり取る，ときには早めの昼食も許容
12	朝食をきちんととり，規則正しい食生活をする
13	外出時に発作が起きやすい方は，経口薬を持って外出する
14	自分はどんなときに発作が起きやすいのか，誘因をよく知っておく

リーを用いることによって，患者さんの記憶に頼ることなく，ICHD-3を用いた診断の際に必要な項目である頭痛日数，服薬日数，重症度の評価が正確に把握できますので，頭痛診療では重要なツールです．患者さん自身も誘因など漠然であったことが日々記録することで明確になり，それが頭痛の改善につながることもあります．ここにCGRP関連抗体薬投与前後での頭痛推移の一例を提示しておりますので，ぜひ参考にしてください（図4）．

　このように治療前後での推移が一目瞭然に把握できますので，患者さんとその実感を共有しましょう．また，近年ではさまざまなアプリも開発されておりますので，それらを利用するのもいいでしょう．頭痛ダイアリーは，日本頭痛学会のホームページからダウンロードが可能です[5]．

■頭痛ダイアリー記載のポイント

　正しく，かつ継続的に記載してもらうためにも，簡潔に負担がかからないようにしましょう．特定の記載方法はありませんが，具体的な記載方法を提

日付	生理/薬	頭痛の程度（午前／午後／夜）	影響度	MEMO（頭痛のタイプ，はき気，前ぶれ，原因など）
6/5（月）	痛/薬			
6/6（火）	痛/薬	午後 ＋（市）	＋	
6/7（水）	痛/薬	午前 卌 午後 卄（ト）		㋔Ⓙ 我慢して仕事
6/8（木）	痛/薬	午後 ＋（市）	＋	
6/9（金）	痛/薬			
6/10（土）	痛/薬	午前 卌（市） 午後 卄（ト）夜 卌	卌	㋩Ⓝ Ⓙ 1日中寝込む
6/11（日）	痛/薬			
6/12（月）	痛/薬			
6/13（火）	痛/薬	午後 卌 夜 卄（ト）	卌	㋩Ⓙ 会社早退
6/14（水）	痛/薬			
6/15（木）	痛/薬	午前 ＋（市）		
6/16（金）	痛/薬	午前 ＋（市）		
6/17（土）	痛/薬	午前 卌（市） 午後 卄（ト）夜 卌	卌	㋩ⒷⒿ 家事 ×
6/18（日）	痛/薬			

日付	生理/薬	頭痛の程度（午前／午後／夜）	影響度	MEMO（頭痛のタイプ，はき気，前ぶれ，原因など）
6/19（月）	痛/薬			
6/20（火）	痛/薬	午前 ＋（市）	＋	
6/21（水）	痛/薬			
6/22（木）	痛/薬	午後 卌 夜 卄	卄	㋩Ⓙ 料理 ×
6/23（金）	痛/薬			
6/24（土）	痛/薬	午後 ＋（市）		
6/25（日）	痛/薬	午前 卌 午後 卄（ト）夜 卌	卌	㋩Ⓑ㋔Ⓙ 1日中寝込む
6/26（月）	痛/薬			
6/27（火）	痛/薬	午後 ＋（市）		
6/28（水）	痛/薬	午後 ＋（市）		
6/29（木）	痛/薬	午前 卌 午後 卄 夜 卄（ト）		早く飲んだら程度が軽かった！
6/30（金）	痛/薬			
7/1（土）	痛/薬	午前 卌 午後 卄 夜 ＋（ト）	卌	ⒷⒿ 外出 ×
7/2（日）	痛/薬			

あなたの頭痛を記録しましょう

ドクターから患者さまへ

自由記載欄（左の欄に書ききれなかったこと，薬の効果，副作用等についてもお書きください。）

㊂市販薬　Ⓣトリプタン製剤
Ⓙ重い痛み　㋔嘔吐
Ⓑ吐き気　Ⓝ臭い
♡トリプタン製剤を少し早く飲んだら軽くなった感じがする
♡生理前後の頭痛は大変辛い
♡寝込むことがあり、家事ができない

図4　頭痛ダイアリーの一例．CGRP関連抗体薬投与前後の頭痛の推移（次ページにつづく）

患者さんより許可を得て掲載

日付	生理	頭痛の程度			影響度	MEMO
		午前	午後	夜		(頭痛のタイプ, はき気, 前ぶれ, 原因など)
7/3 (月)	痛 薬 ○					
7/4 (火)	痛 薬 ○	＋ ⑪	―	―		
7/5 (水)	痛 薬 ○					
7/6 (木)	痛 薬 ○		＋ ⑪	―		
7/7 (金)	痛 薬	╫╫ ト	╫╫	╫╫	―	⑱⑲ 台風のせい？ひどい
7/8 (土)	痛 薬	╫	╫	＋	―	⑲ 前日から続く
7/9 (日)	痛 薬				―	

あなたの頭痛を記録しましょう

ドクターから患者さまへ

自由記載欄 (左の欄に書ききれなかったこと, 薬の効果, 副作用等についてもお書きください.)

⑪市販薬　　ⓣトリプタン製剤
⑲重い痛み　　ⓞ嘔吐
⑱吐き気　　ⓒ臭い
♡トリプタン製剤を少し早く飲んだら軽くなった感じがする
♡生理前後の頭痛は大変辛い
♡寝込むことがあり、家事ができない

図4　頭痛ダイアリーの一例. CGRP関連抗体薬投与前後の頭痛の推移（前ページのつづき）

患者さんより許可を得て掲載

示します.

- ◆ 見開き1ページで4週間もしくは5週間分で1日を3つの時間帯に分け, 頭痛の程度と影響度をそれぞれ棒0～3本で4段階評価する（―頭痛なし, ＋軽度, ╫中等度, ╫╫重度）.
- ◆ 月経期間には生理の欄に「○」をつける.
- ◆ 使用した急性期治療薬の頭文字を服薬した時間帯に記載し, 効果があれば「○」をつける, なければ「○」をつけない.
- ◆ 随伴症状については, 吐き気であれば「は」, 嘔吐であれば「お」, 光過敏

第2章　1問診，患者指導，頭痛ダイアリー

日付	生理	頭痛の程度			影響度	MEMO (頭痛のタイプ, はき気, 前ぶれ, 原因など)
		午前	午後	夜		
8/21 (月)	痛 / 薬	﹟ (ト)	+	—	—	重 は
8/22 (火)	痛 / 薬				—	
8/23 (水)	痛 / 薬				—	1回目　注射
8/24 (木)	痛 / 薬				—	
8/25 (金)	痛 / 薬				—	
8/26 (土)	痛 / 薬				—	
8/27 (日)	痛 / 薬				—	
8/28 (月)	痛 / 薬	+			—	自然に治った！
8/29 (火)	痛 / 薬	+ (市)			—	は 朝だけ
8/30 (水)	○				—	
8/31 (木)	○				—	
9/1 (金)	○				—	
9/2 (土)	○				—	
9/3 (日)	痛 / 薬				—	

日付	生理	頭痛の程度			影響度	MEMO (頭痛のタイプ, はき気, 前ぶれ, 原因など)
		午前	午後	夜		
9/4 (月)	痛 / 薬				—	
9/5 (火)	痛 / 薬				—	
9/6 (水)	痛 / 薬				—	
9/7 (木)	痛 / 薬	+ (市)			—	ちょっと重い程度
9/8 (金)	痛 / 薬				—	
9/9 (土)	痛 / 薬				—	
9/10 (日)	痛 / 薬				—	
9/11 (月)	痛 / 薬				—	
9/12 (火)	痛 / 薬				—	
9/13 (水)	痛 / 薬				—	
9/14 (木)	痛 / 薬	+ (市)			—	？に 外出○
9/15 (金)	痛 / 薬		—	﹟ (ト)	—	は に お 重 久しぶりにト内服
9/16 (土)	痛 / 薬				—	台風のせい？
9/17 (日)	痛 / 薬				—	

あなたの頭痛を記録しましょう

ドクターから患者さまへ

自由記載欄 (左の欄に書ききれなかったこと，薬の効果，副作用等についてもお書きください。)

(市) 市販薬　(ト) トリプタン製剤
(重) 重い痛み　(お) 嘔吐
(は) 吐き気　(に) 臭い
(✐) CGRP 関連抗体薬
♡頭痛が減ってうれしい！(ト)1回しか使ってない！
♡1日だけしんどかったけど，家事はできた

図4　頭痛ダイアリーの一例．CGRP関連抗体薬投与前後の頭痛の推移（前ページのつづき）

患者さんより許可を得て掲載

日付	生理	頭痛の程度			影響度	MEMO（頭痛のタイプ，はき気，前ぶれ，原因など）
		午前	午後	夜		
9/18（月）	痛薬	—	—	—		
9/19（火）	痛薬	—	—	—		
9/20（水）	痛薬	—	—	—		
9/21（木）	痛薬	—	—	—		
9/22（金）	痛薬	—	—	—	—	2回目の注射
9/23（土）	痛薬	—	—	—		
9/24（日）	痛薬	—	—	—	—	

あなたの頭痛を記録しましょう

ドクターから患者さまへ

自由記載欄（左の欄に書ききれなかったこと，薬の効果，副作用等についてもお書きください。）
- ㊥市販薬　㋣トリプタン製剤
- ㊀重い痛み　㊊嘔吐
- ㋤吐き気　㋔臭い
- ✒CGRP 関連抗体薬
- ♡頭痛が減ってうれしい！㋣1 回しか使ってない！
- ♡1 日だけしんどかったけど，家事はできた

図4　頭痛ダイアリーの一例．CGRP 関連抗体薬投与前後の頭痛の推移（前ページのつづき）
患者さんより許可を得て掲載

であれば「ひ」，臭い過敏であれば「に」などの頭文字を記載する．
- ◆ メモ欄には，頭痛の誘因やそのときの状況を簡潔に記載する．
- ◆ 自由記入欄には，患者さんから医師に伝えたいこと，そのほか気づいたことなどを記載する．

チーム医療

慢性頭痛は，身体的にも心理的にも，さらには日常生活においても広く支

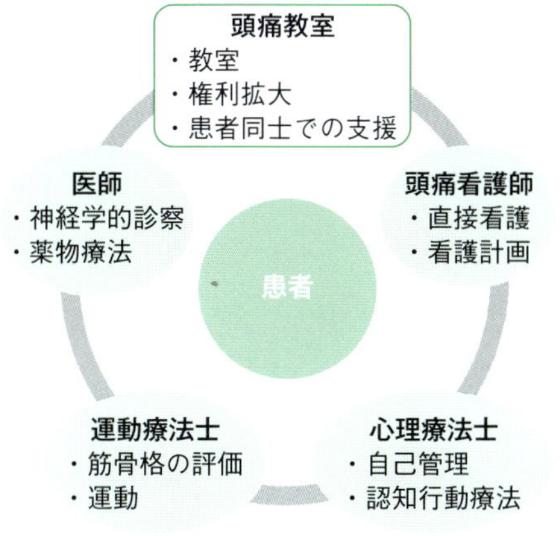

すべての職種は頭痛教室にかかわる

図5　チーム医療

「頭痛の診療ガイドライン2021」（日本神経学会，他／監），p65，医学書院，2021より転載

障をもたらします．また，慢性頭痛の誘因には，知識不足や身体的，精神的
疲労などが複雑に絡みますので，それぞれの誘因に対してそれぞれの専門家
が係ることが望ましいといえます．医師や看護師による頭痛教室の開催，理
学療法士による骨格筋の評価やリラクセーショントレーニング，臨床心理士
による精神的な評価や認知行動療法，学校保健師と連携した頭痛時の対応や
不登校対策などがあげられます（図5）．現在の日本の保険診療システムでは
困難な側面はありますが，今後，より望ましい頭痛診療を行うためには必要
でしょう．また，**患者さん自身への啓蒙・啓発活動も重要です**．各医療機関
での頭痛教室の開催や，日本頭痛学会では，メタバースプラットフォームに
てバーチャル空間を用いた頭痛相談を行っておりますので，ぜひ見てみてく
ださい[6]．

（土井　光）

■ 文献

1）「国際頭痛分類 第3版」（日本頭痛学会・国際頭痛分類委員会／訳），医学書院，2018
2）「頭痛の診療ガイドライン2021」（日本神経学会，他／監，「頭痛の診療ガイドライン」作成委員会／編），医学書院，2021
3）「慢性頭痛のガイドライン市民版」（日本頭痛学会），pp18-27，保健同人社，2006

4) Takeshima T, et al：A Simple Migraine Screening Instrument: Validation Study In Japan. 日本頭痛学会誌, 42：134-143, 2015
5) 日本頭痛学会：頭痛ダイアリー.
https://www.jhsnet.net/pdf/headachediary.pdf
6) 日本頭痛学会：メタバース頭痛プラットフォーム.
https://metacli.jp/headache/

第2章 総論

2 頭痛の検査

はじめに

　頭痛は器質的な原因を有する**二次性頭痛**（脳出血，脳腫瘍，髄膜炎など）と機能性である**一次性頭痛**（片頭痛，緊張型頭痛，群発頭痛など）に分類することができます．一次性頭痛においては一般的には各種検査において異常はみられません．

　二次性頭痛を診断するうえで，あるいは一次性頭痛を診断するために二次性頭痛を除外するために，画像検査をはじめとした検査は頭痛診療の多くの場面で使用されます（図1）．

　また，一次性頭痛の診療において血液検査は治療薬を選択する際にも有用となります．薬剤による副作用が生じていないか確認するうえでもフォロー

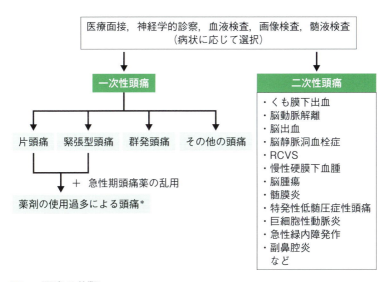

図1　頭痛の分類
＊二次性頭痛に分類される．

中に適宜施行していくことは重要と考えます.

画像検査

　頭部CTや頭部MRIについては，二次性頭痛を疑う所見がなければ，安易に施行するべきではないという考えもあります．ただし，片頭痛，緊張型頭痛，群発頭痛などの一次性頭痛患者のなかには，検査を施行して器質的なものがないことがわかることが安心感につながり，結果的に頭痛の頻度や重症度が改善するケースをしばしば経験します．実際に「頭痛の診療ガイドライン2021」においても「画像検査により頭蓋内疾患を確実に否定することにより，一次性頭痛の治療に好ましい影響を与える場合もある」と記載されています．筆者としては，初診で今まで画像検査が施行されたことがなければ，画像検査を積極的に行う方針にしています．また過去に撮影しており，当時は異常所見が目立っていなくても，2～3年経過している場合，あるいは頭痛の性状やパターンが変化していた場合は撮影を提案するケースが多いです．

　神経学的所見に異常のなかった頭痛患者において，画像検査にて異常所見がみられる可能性は17.5％（MRIのみに限局すると26.6％）であり，脳卒中が2％，動脈瘤が1.8％，硬膜下血腫が0.7％，水頭症が0.2％，グリオーマが0.2％，髄膜腫が0.1％が検出されたと報告されています[1].

頭部CT

　頭部CTは粗大な占拠性病変，出血の有無を確認するために有用です．急性期の出血はCTにて高吸収（白色）を示します．また，頭蓋内のみではなく，副鼻腔，眼窩の情報も得ることができるため，副鼻腔炎などの診断にも有用です．ただし，被ばくの問題もあるため，妊娠女性では施行することが困難です．

頭部MRI，MRA

　頭部MRIで脳実質の占拠性病変の有無などを評価できます．FLAIR像は少量のくも膜下出血の検出にも有用です．T2*強調像やSWIといった磁化率強調画像を用いると，微小な出血も検出することが可能となります．占拠性病変を認めた場合など造影剤を用いると腫瘍病変の検出に役立ちます．頭部

MRAでは血管系を評価することができ，脳動脈瘤，動脈解離，血管攣縮の有無などを確認するのに有用です．

　実際に頭部MRAにて無症候性の動脈瘤がみつかるケースもあります．動脈瘤を有していることがわかると，それが破裂することで生じるくも膜下出血のリスクの有無について，患者が把握でき，いつもと異なる頭痛を認めた場合，くも膜下出血の可能性も考え，すみやかに救急受診しやすくなると思います．なお，はじめて動脈瘤がみつかった場合，大きさが5mmに近い場合は動脈瘤の治療を行う医師（脳神経外科）に紹介します．小さな動脈瘤の場合，禁煙を指示，高血圧症を有している場合は血圧管理を徹底し，初回は原則として半年後に画像フォローを行うようにしています（どのぐらいのスピードで増大しているのかがわからないため）．

　後頸部痛などで椎骨動脈解離を疑う場合は，MRAに加えて**BPAS**も撮像するようにしています．MRAは血管の内腔，BPASは外観を描出することができるため，両画像を撮像し，その違いを比較することで，椎骨動脈解離を検出することができます（ただ，両者の所見に違いがあっても，動脈硬化性変化のこともありますので，他の検査結果も含めて総合的に判断する必要があります）．

　なお，頭部MRIは妊娠中に撮像可能ですが，妊娠初期（特に最初の12週）は，可能な限り避けるべきとされています．また造影剤についても妊娠中は避けるべきです．

■ 頭部CTと頭部MRI/Aいずれがよいのか？

　施設によってそれぞれの検査へのアクセスのしやすさは異なりますが，両者ともに施行可能であれば**頭部MRI/A**の方が得られる情報は多くなります．頭部単純CTにおいては血管の評価は困難であるため，血管の評価を行うためには頭部造影CTが必要となります．頭部MRI/Aの方が簡便かつ非侵襲的に脳実質，血管系の双方が評価可能です．

■ 検査は当日に施行するべきか？

　施設によっては当日画像検査を行えるところもありますが，緊急性がなければ待機的な撮影とすることも多いと思われます．画像検査が待機的でよいのか，当日緊急で検査を施行した方がよいのかについては，見極める必要が

あります．例えば，①明らかな神経学的異常所見（例えば意識レベル低下や麻痺）を伴う，②急または突然発症，③激しい頭痛，④重度の頭部外傷などの場合，くも膜下出血をはじめとした脳卒中，硬膜下・外血腫などの可能性があるため，当日に緊急で画像検査を施行した方がよいと思われます．また，「当日に腰椎穿刺を行う予定がある場合」も，画像検査を施行することであらかじめ頭蓋内の情報がわかり，腰椎穿刺による脳ヘルニアのリスクの評価も行えると思います．

　一方，なかには待機的な検査が有用なケースもあります．雷鳴頭痛の原因の1つである可逆性脳血管攣縮症候群（reversible cerebral vasoconstriction syndrome：RCVS）を診断するためには，MRAや3DCTAにおける血管攣縮の確認が有用ですが，臨床症状が出現してから1週間はMRAや3DCTAでその所見がとらえられないこともあります．雷鳴頭痛の場合，くも膜下出血とRCVSの両者が鑑別にあがります．くも膜下出血除外のために撮影した初回の画像検査以外にも，臨床症状の出現後，1週間以上経ってから撮影した画像が有用となります．

■ 片頭痛と白質病変

　片頭痛においては一般的には頭部MRI検査で異常は認めないとされますが，**前兆のある片頭痛患者においては白質病変が多いとの報告も散見されます**．片頭痛を呈することが知られている常染色体優性遺伝疾患の皮質下梗塞と白質脳症を伴う常染色体優性脳動脈症（cerebral autosomal sominant arteriopathy with subcortical infarct and leukoencephalopathy：CADASIL）も大脳白質病変や若年性脳梗塞が特徴です．白質病変については意義がはっきりしていない部分もありますが，今後の報告も注目されます．

血液検査

■ 赤血球沈降速度（erythrocyte sedimentation rate：ESR）

　50歳以上の患者においては，頭痛の鑑別として巨細胞性動脈炎もあがるため測定したい項目です．ESRが50 mm/時間以上であることは巨細胞性動脈炎の分類基準に含まれています．

■Dダイマー

二次性頭痛の原因の1つである脳静脈洞血栓症において，Dダイマーが上昇することが知られています．頭痛のみを呈した患者において，Dダイマー上昇の脳静脈洞血栓症についての感度は98％，特異度は85％であったとの報告もあります[2]．

■白血球数，C反応性蛋白（CRP）

細菌性髄膜炎をはじめとした炎症性疾患で上昇します．

■肝機能，アンモニア

片頭痛の予防療法で用いるバルプロ酸は肝機能障害，アンモニア上昇をきたすことがあります．片頭痛を疑った場合はベースラインおよび薬剤投与数カ月後に測定することで副作用が生じていないか確認します．

■甲状腺機能（fT3, fT4, TSH）

甲状腺機能低下症は頭痛をきたしうることが「国際頭痛分類 第3版」にも記載されており，必要に応じて測定します．甲状腺機能低下症による頭痛は通常，両側性，非拍動性です．

脳脊髄液検査（腰椎穿刺）

脳脊髄液検査の評価は主に髄膜炎の除外に有用で，髄膜刺激徴候などを認めた際は施行を考慮したい検査です．髄液の性状，初圧，細胞数，蛋白，糖（血糖との比）などを調べます．表1に各種感染性髄膜炎における腰椎穿刺の所見を示します[3]．

心電図

片頭痛や群発頭痛の急性期治療薬であるトリプタン製剤は血管収縮作用を有するため，虚血性心疾患のリスクが高い患者（例えば，高血圧症，脂質異常症，糖尿病などのリスクのある患者）については心電図にて虚血性心疾患がないか評価することも有用と思われます．

（滝沢　翼）

表1 髄液所見の鑑別

	性状	圧 (mmH$_2$O)	蛋白 (mg/dL)	糖 (mg/dL)	細胞数 (/mm^3)	その他
正常	水様透明	70〜180	15〜45	50〜75 (血糖比0.6〜 0.8)	5以下	
ウイルス性 髄膜炎	水様透明〜 軽度濁り	正常〜 多少上昇	正常〜 多少増加	正常	増加（単核球優 位，初期は多核 球多いことも）	ウイルス 抗体価
細菌性髄膜炎	混濁・膿性	上昇	増加	低下 多くは＜20	増加 （多核球優位）	細菌培養
真菌性髄膜炎	水様透明〜 軽度濁り	上昇のこと が多い	増加	低下 20〜40が多い	増加 （単核球優位）	墨汁染色
結核性髄膜炎	水様透明〜 軽度濁り	上昇のこと が多い	増加	低下 20〜40が多い	増加 （単核球優位）	ADA

文献3より引用

■ 文献

1）Kamtchum-Tatuene J, et al：Neuroimaging findings in headache with normal neurologic examination：Systematic review and meta-analysis. Journal of the neurological sciences, 416：116997, 2020

2）Alons IM, et al：D-dimer for the exclusion of cerebral venous thrombosis：a meta-analysis of low risk patients with isolated headache. BMC neurology, 15：118, 2015

3）滝沢 翼：頭痛. Medical Practice, 38：85-89, 2021

第2章 総論

3 慢性頭痛に使われる薬剤

　慢性頭痛（一次性頭痛）の治療は，発作を頓挫させるために用いる**急性期治療**と，慢性頭痛の発作頻度・程度を軽減させる**予防療法**の大きく2種類に分けて考えます．用いられる薬剤は頭痛型によって少しずつ異なりますが，特に予防療法では他疾患の治療薬として開発されたものを使用するため，薬剤の選択にはある程度の習熟が必要な場合も少なくありませんでした．しかし近年，とりわけ片頭痛においては新薬として特異的治療薬の開発や承認が進んでいます．本稿では，わが国の保険診療で用いることができる薬剤を，おもに「頭痛の診療ガイドライン2021」[1] に記載されているものについて，急性期治療薬と予防薬に分けて概説します．

急性期治療薬

　急性期治療では，頭痛発作や随伴症状を頓挫することを目的に，一般鎮痛薬，トリプタンやジタンなどの片頭痛治療薬，制吐薬が用いられます．**慢性頭痛で鎮痛薬を使用する場合は，一部の例外的な状況を除いて頓用として処方されるべきであり，連日・定期的な処方や予防的な使用は向きません．**鎮痛薬を長期間にわたって過量に服薬することによって発症する，「薬剤の使用過多による頭痛（medication-overuse headache：MOH）」という頭痛性疾患があります．難治性であり，頭痛専門医を悩ませる頭痛です．**MOHを起こさせないために，患者にはなるべく月10日以内の使用にとどめるように説明することも大切です．**私たちの処方した治療薬が新たな慢性頭痛につながる可能性があることを意識しておきましょう．

■一般鎮痛薬

　頭痛の急性期治療薬として，アセトアミノフェン，NSAIDsは多くの臨床医が処方している主力の薬剤であるといえるでしょう．「頭痛の診療ガイドラ

187

イン 2021」では，片頭痛と緊張型頭痛の急性期治療薬において，アセトアミノフェン（500〜1,000 mg/回），イブプロフェン（100〜200 mg/回），ジクロフェナク（12.5〜50 mg/回），ナプロキセン（100〜300 mg/回）が「強い推奨度・エビデンスの確実性A」として記載されています[1]．

■ トリプタン

トリプタンは，選択的セロトニン（5-HT）受容体（主に5-HT$_{1B/1D}$）作動薬で，**発症メカニズムに着目して開発された片頭痛に対する特異的治療薬**です．一般鎮痛薬の効果がない場合や副作用などで使用できない場合，重度の発作を認める場合などに処方を検討します．

わが国では2024年11月現在，5種類のトリプタンが使用可能ですが，薬理学的な差異だけではなく，患者によって嗜好性や効果に違いがあることが知られています．初回はまず3回分を処方し，効果不十分の場合はブランドチェンジを行うとよいでしょう．なお患者には**有効性は服薬後2時間後の状態で判定してもらうように説明します．なるべく発作早期の服薬を勧める**ことも効果を高める重要なポイントです．ブランドチェンジをしてもトリプタンが無効もしくは効果不十分な場合は，一般鎮痛薬や制吐薬と組み合わせることが有用なケースもあります．

各トリプタンの薬理学的特徴について表1に示します．**血管収縮作用を有するため，血管障害の既往やリスクがある場合は禁忌となります**．5種類のトリプタンには，それぞれすべてに後発品が販売されています．

① スマトリプタン

トリプタンのなかではじめて開発された薬剤です．これまでに豊富な使用実績があり，妊婦に対する安全性のエビデンスも蓄積しています．剤形として，**経口薬以外にも点鼻薬，注射薬と複数あり**，嘔気・嘔吐などの消化器症状が強い発作や，急激で重度な発作などに選択します．特に**注射薬は，すべてのトリプタン製剤のなかで最も即効性が期待でき，片頭痛だけではなく群発頭痛の急性期治療薬としても保険適用があります**．点鼻薬は鼻粘膜で吸収させることがポイントで，飲み込むと苦みが強く，また効果の発現が遅れてしまいます．また，後発品では錠剤だけではなく液剤もあります．トリプタンのなかではやや副作用が多く，悪心，胸部不快感，傾眠，絞扼感や倦怠感

表1 トリプタン, ジタンの特徴

一般名（先発品商品名）	先発品剤型	適応疾患	用量（mg）	※薬価（円）	T_{max}（時間）	$t_{1/2}$（時間）	C_{max}（ng/mL）	AUC（ng・h/mL）	生物学的利用率（%）	1回最大投与量（mg）	1日最大投与量（mg）
スマトリプタン（イミグラン®）	キット皮下注	片頭痛 群発頭痛	3	1,851	0.18	1.71	64.7	52.8	96	3	6
	錠剤	片頭痛	50	509	1.8	2.2	32.6	117.8	14	100	200
	点鼻液	片頭痛	20	341	1.3	1.87	12.2	54.2	16	20	40
ゾルミトリプタン（ゾーミッグ®）	錠剤	片頭痛	2.5	491	3	2.4	5.23	24.9	40	5	10*
	口腔内速溶錠	片頭痛	2.5	491	2.98	2.9	8.82	51	−	5	10*
エレトリプタン（レルパックス®）	錠剤	片頭痛	20	411	1	3.2	38.9	146	36.4	40	40
リザトリプタン（マクサルト®）	錠剤	片頭痛	10	383	1	1.6	20.3	69.3	45	20	20
	口腔内崩壊錠	片頭痛	10	386	1.3	1.7	19.3	68	48	20	20
ナラトリプタン（アマージ®）	錠剤	片頭痛	2.5	340	2.68	5.05	5.62	48.5	70	2.5	5
ラスミジタン（レイボー®）	錠剤	片頭痛	50 100	324 570	2.27 2.50	3.53 3.50	54.1 122	362 791	50～58	200	200

T_{max}：最高血中濃度到達時間, C_{max}：最高血中濃度, $t_{1/2}$：消失半減期, AUC：薬物血中濃度－時間曲線下面積
＊重度肝機能障害の患者は5mg
各薬剤先発品のインタビューフォームより抜粋して作成
※薬価は2024年11月時点で先発品のものを掲載

を認めることがあります．国立成育医療研究センター「厚生労働省事業　妊娠と薬情報センター」[2]のウェブサイトでは授乳期間中にも使用できる薬剤とされていますが，添付文書には服用後12時間以上あけて授乳するように記載されています．

②ゾルミトリプタン[3]

スマトリプタンの改良型として開発され，スマトリプタンと比較して副作用が少ないことが特徴です．水なしで飲める剤形（口腔内速溶錠）があります．血液脳関門を通過する作用があるため，めまいや眠気の副作用がやや多い傾向があります．口腔内速溶錠は口腔粘膜で吸収されるわけではないので，なるべく早く飲み込むように勧めます．1日最大10 mgまで使用することが可能ですが，**重度肝機能障害を有する患者やCYP1A2阻害薬（シメチジン，キノロン系抗菌薬，フルボキサミンなど）使用中の患者には副作用が出やすくなるため，1日5 mg以内の使用にとどめ，慎重に使用しなければなりません．**

③エレトリプタン[3]

効果の立ち上がりが早く持続時間が比較的長いトリプタンです．作用が緩やかで副作用が少ないため，はじめて使用する場合に選択しやすいトリプタンです．主に肝代謝チトクローム P450 3A4に代謝されるため，代謝酵素阻害作用を有するマクロライド系抗菌薬，イトラコナゾール，ベラパミル，グレープフルーツジュースなどで血中濃度が上昇する可能性があります．**重度の肝機能障害を有する患者には使用できません．**副作用は，浮動性めまい，傾眠，喉元の締めつけ感などに留意します．国立成育医療研究センター「厚生労働省事業　妊娠と薬情報センター」のウェブサイト[2]では授乳期間中にも使用できる薬剤とされていますが，添付文書には内服後24時間以上授乳を避けるように記載されています．

④リザトリプタン[3]

即効性があり，1錠（10 mg）で強い効果が期待できる薬剤です．水なしで飲める剤形（口腔内崩壊錠）があります．予防療法でも用いられる**プロプラノロールはリザトリプタンの血中濃度を上昇させてしまうため併用禁忌です．また，重度の肝機能障害を有する患者や血液透析中の患者では使用すること**

ができません．副作用としては，傾眠，めまい，錯感覚，異常知覚を認めることがあります．口腔内崩壊錠は口腔粘膜で吸収されるわけではないので，なるべく早く飲み込むように勧めます．半減期が短いため服用後24時間以内の頭痛再発率がやや高い傾向があります．

⑤ ナラトリプタン

トリプタンのなかで最も持続時間が長いため，月経時片頭痛のような長時間の発作や，1日に何度も発作をくり返す場合に選択します．**効果の発現が緩やかなため，一般鎮痛薬と組合わせて使用する場合もあります．重度の肝機能障害，腎機能障害を有する患者には併用できません．**副作用は，絞扼感，悪心・嘔吐などに注意が必要です．

■ ジタン

○ ラスミジタン（表1）

2022年に新たに承認された片頭痛の特異的治療薬です．トリプタンと同様に選択的5-HT受容体作動薬ですが，$5\text{-}HT_{1F}$受容体のみに作用することから**血管収縮作用をもちません．**そのため，トリプタンに比べて使用禁忌となる患者が少ないのが特徴です．しかし，服用後4時間以内はめまい，嗜眠・傾眠の副作用を認める可能性が高いため，あらかじめ患者に伝えておく必要があります．また，**服用後8時間は自動車運転が禁止です．**1回100 mgで有効性が示されていますが，忍容性の点からはまず50 mg/回で開始し，様子をみてから100 mg/回に増やすのがよいでしょう．1日200 mgまで使用可能です．妊婦や授乳中の使用に対する安全性は確認されていません．

■ 制吐薬

片頭痛の合併症として悪心・嘔吐などの消化器症状を認める場合は**メトクロプラミド，ドンペリドンの併用が有用です．**「頭痛の診療ガイドライン2021」でも鎮痛薬との併用が勧められており，痛みが出る前の予兆期に使用することも有用です．また，外来や救急室でのメトクロプラミドの静脈注射は，緩やかな片頭痛鎮痛効果も期待できます．

頭痛予防薬

　予防療法は，発作の頻度や程度の軽減，急性期治療薬の反応性の改善などを目的に選択される治療で，MOHの予防の観点からも非常に重要です．予防療法に使用される経口薬のうち，わが国で保険適用もしくは適応外使用が認められているものには，片頭痛ではカルシウム（Ca）拮抗薬，抗てんかん薬，β遮断薬，抗うつ薬，緊張型頭痛では，抗うつ薬，筋弛緩薬，群発頭痛ではCa拮抗薬，ステロイドがあります．

　経口薬による予防療法では，選んだ薬剤をまず少量で開始し，徐々に至適用量まで漸増して副作用がなければ1〜2カ月継続します．治療効果は頭痛ダイアリーなどの記録を用いてチェックし，患者がきちんと服薬できているかを確認したうえで効果がないと判断した場合，他剤への切り替えを検討します．注射薬では，片頭痛に対する特異的治療薬であるカルシトニン遺伝子関連ペプチド（CGRP）関連抗体薬3剤がわが国では2021年に製造承認され，使用できるようになりました（表2）．

表2　わが国で使用可能なCGRP関連抗体薬の特徴

	ガルカネズマブ[4] （エムガルティ®）	エレヌマブ[5] （アイモビーグ®）	フレマネズマブ[6] （アジョビ®）
標的	CGRP	CGRP受容体	CGRP
モノクローナル抗体の種類	ヒト化IgG4	完全ヒトIgG2λ	ヒト化IgG2κ
投与方法	皮下注	皮下注	皮下注
用量	120 mg 初期投与：240 mg	70 mg	225 mg/675 mg
投与間隔	4週	4週	4週/12週
本邦薬価収載	2021年4月	2021年8月	2021年8月
FDA承認	2018年9月	2018年5月	2019年9月
1カ月当たりの薬価 （2024年11月）	120 mg　42,638円※	70 mg　38,980円	225 mg　39,064円※

CGRP：カルシトニン遺伝子関連ペプチド，FDA：米国食品医薬品局
※オートインジェクター製剤の薬価で掲載

■ 経口薬

① Ca拮抗薬

ロメリジン

　副作用が少ないため，片頭痛予防薬として最初に選択しやすい薬剤です．Ca拮抗薬ですが，降圧作用はほとんどありません．安全性が高い薬剤ですが，ごくまれに便秘や傾眠を認める場合があります．1回5mgを1日2回朝食後および夕食後もしくは就寝前に使用します．副作用として眠気が強い場合は夕食後や就寝前のみ10mgで使用を勧めることもあります．1日20mgまで増量することが可能ですが，発作の程度や頻度が重度の場合は初回から最大量で使用しても問題はありません．妊娠中は使用できません．

ベラパミル

　片頭痛，群発頭痛の予防薬として保険適応外使用が認められている薬剤です．**片頭痛ではセカンドライン，群発頭痛ではファーストラインの治療薬**となります．Ⅱ度以上の房室ブロック・洞房ブロックを有する患者では禁忌となること，副作用として徐脈などの不整脈を認める場合があることから，**使用する前には必ず心電図を確認します**．便秘や血圧低下にも留意が必要です．1回40mgを1日3回（120mg/日）で開始し，副作用の発現に注意しながら2週間で1回80mg（240mg/日）まで増量します．妊娠中は使用できません．

② 抗てんかん薬

バルプロ酸

　片頭痛の経口予防薬のなかでは比較的効果の発現が早く，有効性の確立されている有用な薬剤です．共存症として躁うつ病やてんかんを有する患者にもよい適応になります．しかし，催奇形性や児の発達などへの影響から**妊娠可能年齢の女性への使用は原則禁忌**です．それでもやむをえず使用しなければならない場合は服薬期間中の避妊を勧め，必要に応じて予期せぬ妊娠に備え葉酸を併用します．副作用として，肝機能障害，傾眠，めまいなどがあります．**片頭痛治療における至適血中濃度は21〜50μg/mLと考えられており**，定期的にモニタリングします．てんかんに比べて治療必要量は少なく，成人の場合400〜600mg/日で有効なことが多いです．なお，片頭痛予防として

の使用上限量は1,000 mg/日です.

③ 抗うつ薬

アミトリプチリン

片頭痛および緊張型頭痛の予防薬として適応外使用が認められています. 小児や妊婦に比較的安全に使用できる薬剤です. 副作用は,口渇,便秘,排尿障害,ふらつき,眠気などがあり,しばしば忍容性が問題となります. 特に高齢者では,緑内障や尿閉にも注意が必要です. 1日1回5〜10 mg,場合によっては2.5 mgの少量から開始し,効果をみながら少しずつ漸増しますが,**なるべく効果のある最小用量を選択することが治療を継続するポイントです.** 抗うつ薬としての使用よりも低用量で有効な場合が多く,「頭痛の診療ガイドライン2021」の推奨用量は片頭痛では10〜60 mg/日,緊張型頭痛では5〜75 mg/日と記載されています.

④ β遮断薬

プロプラノロール

高い片頭痛予防効果があり,保険適用のある薬剤です. 忍容性が高く,妊娠中でも比較的安全に使用できます. また,共存症として高血圧を有する患者もよい適応となります. **プロプラノロールはリザトリプタンの血中濃度を上昇させるため,併用禁忌です.** また,気管支喘息を有する患者も禁忌となります. 副作用では,低血圧,徐脈,めまいなどに留意します. 1日20〜30 mgの少量から開始し,効果が不十分な場合は60 mg/日まで漸増し,1日2回もしくは3回で使用します.

⑤ 筋弛緩薬

チザニジン

中枢性に筋弛緩作用を有する薬剤ですが,緊張型頭痛や片頭痛でも適応外使用が認められています. 副作用は,眠気,口渇,倦怠感・脱力感を認めることがあります. 血中濃度を上昇させる危険があるためフルボキサミン,シプロフロキサシンとは併用禁忌です. また,重篤な肝障害を有する患者は使用できません. 1日3〜6 mgを1日2〜3回で処方します. 妊娠中や授乳中は使用できません.

第2章　3慢性頭痛に使われる薬剤

⑥ インドメタシン製剤

インドメタシンはNSAIDsのうちの1つですが，発作性片側頭痛，持続性片側頭痛においては，診断的治療や予防療法として用いられる特殊な薬剤です．その他，一次性咳嗽性頭痛，一次性運動時頭痛，性行為に伴う一次性頭痛，一次性穿刺様頭痛，睡眠時頭痛などもインドメタシンが有効である頭痛（インドメタシン反応性頭痛）として報告されています．予防療法として用いられる場合はインドメタシンを毎日定期的に服薬しますが，MOHはほとんど起きません．現在わが国では経口薬のインドメタシンは販売が終了して使用できないため，プロドラッグであるインドメタシン・ファルネシル（インフリー®）やアセメタシン（ランツジール®）がその選択肢になります．なお，インドメタシン25 mgの換算量は，インドメタシン・ファルネシルが200 mg，アセメタシンが30 mgです．また，インドメタシン・ファルネシルは片頭痛・緊張型頭痛で適応外使用が認められています．

⑦ ステロイド

群発頭痛の予防療法では，プレドニゾロンをベラパミルと併用することで短期的な予防効果が期待できることが実証されており，わが国でも適応外使用が認められています．プレドニゾロン40〜100 mg/日で開始し5日継続し，以後2週間で漸減終了するプロトコールを用いることが多いです．

⑧ 漢方薬

頭痛診療では経験的に漢方薬がよく使用されていますが，症状だけではなく体質や体力も合わせて薬剤を選択することからエビデンスレベルの高い研究は不足しています．「頭痛の診療ガイドライン2021」では症例集積研究以上のエビデンスをもつ薬剤として，呉茱萸湯，桂枝人参湯，釣藤散，葛根湯，五苓散の5剤が掲載されています[1]．

■ 注射薬

○ CGRP 関連抗体薬

2024年現在，わが国で使用できるのは，CGRP抗体薬であるガルカネズマブ，フレマネズマブ，CGRP受容体抗体薬であるエレヌマブの3剤です．それぞれの特徴を表2に示します．3剤の使い分けや患者適正についてはまだ明らかになっていません．いずれも経口予防薬より効果の立ち上がりが早く，

有用性が高い薬剤です．患者によっては効果がみられるまでに時間がかかる場合があるため，薬剤の有効性は少なくとも3カ月間治療した後に評価します．有効だった場合は，日本頭痛学会によるガイドライン（暫定版）では，「12〜18カ月継続的な治療後，一時停止することを提案する」と記載されています[7]．一部には効果が乏しい症例や無効例があり，他のCGRP関連薬剤への切り替えで有用な場合もありますが，3剤とも効果が得られない症例も経験します．妊婦や授乳婦に対する安全性は確立していないため，ガイドラインでも使用を避けることを推奨しています．そのため，妊娠可能年齢の女性に使用する場合にはあらかじめ挙児希望の有無を確認し，治療期間中は避妊を勧めるなどの配慮を要します．また，現時点では18歳未満の小児での使用は認められていません．

　CGRP関連薬剤は有効で忍容性の高いよい薬剤ですが，従来の頭痛治療薬に比べて薬価はかなり高額です．現時点はファーストラインの予防薬ではなく，経口薬が無効・もしくは副作用などで使用できない場合に考慮するセカンドラインの治療薬として位置づけられています．**処方に際しては，薬剤ごとに厚生労働省最適使用推進ガイドラインが策定されているため，対象患者や施設（医師）の要件を確認してから処方しましょう．**

まとめ

　頭痛診療では，急性期治療薬，予防薬ともに患者によって有効性が異なる難しさがあり，また，患者自身もそれぞれ治療に求めることが異なります．患者の背景（年代，性別，職業，共存症など），症状や随伴症状に注目し，患者の希望を聞きながら薬剤を選択しましょう．漫然と鎮痛薬ばかりを処方しないように心がけ，ぜひ予防療法にも挑戦してみてください．

（石﨑公郁子）

■ 文献
1) 「頭痛の診療ガイドライン2021」（日本神経学会，他／監，「頭痛の診療ガイドライン」作成委員会／編），医学書院，2021
2) 国立成育医療研究センター：授乳中に安全に使用できると考えられる薬−50音順−．https://www.ncchd.go.jp/kusuri/lactation/druglist_aiu.html
3) 「頭痛治療薬の考え方、使い方 改訂第3版」（竹島多賀夫／編），中外医学社，2024

4） 厚生労働省：最適使用推進ガイドライン ガルカネズマブ（遺伝子組み換え），令和3年4月
（令和4年11月改訂）
https://www.pmda.go.jp/files/000248991.pdf（2024年12月閲覧）

5） 厚生労働省：最適使用推進ガイドライン エレヌマブ（遺伝子組み換え），令和3年8月（令
和4年11月改訂）
https://www.pmda.go.jp/files/000248990.pdf（2024年12月閲覧）

6） 厚生労働省．最適使用推進ガイドライン フレマネズマブ（遺伝子組み換え），令和3年8月
（令和4年11月改訂）
https://www.pmda.go.jp/files/000248992.pdf（2024年12月閲覧）

7） 日本頭痛学会：CGRP関連新規片頭痛治療薬ガイドライン（暫定版）．2021
https://www.jhsnet.net/guideline_CGRP.html（2024年12月閲覧）

第2章 総論

4 これからの頭痛診療

勢いづく頭痛診療

　2021年は，日本の頭痛診療にとって非常にインパクトのある年でした．片頭痛の新規予防治療薬であるカルシトニン遺伝子関連ペプチド（CGRP）関連抗体薬ガルカネズマブ（エムガルティ®），フレマネズマブ（アジョビ®），エレヌマブ（アイモビーグ®）の3製剤がわが国で相次いで上市されたからです．また，2022年には世界初のジタン系の片頭痛急性期治療薬であるラスミディタン（レイボー®）も新たに上市されました．これらの新規薬剤登場により，頭痛診療に興味をもつ医師が増加し，社会の頭痛に対する関心も一気に高まりました．CGRP関連抗体薬は有効性，および即効性，忍容性，長期安全性の点で優れており，片頭痛治療に革命をもたらす可能性があります．これらの新規治療薬上市に続いて，今後さまざまな薬剤やデバイスの上市が期待されています．また，治療薬以外の変化としては，オンライン診療が新型コロナウイルス感染症の拡大を機に身近なものとなりました．さらに，人工知能（AI）を用いた頭痛診断についての研究も進んできています．

これからの頭痛治療について

■ 静注CGRP抗体（eptinezumab）

　eptinezumab は海外では VYEPTI® として上市されている CGRP リガンドに選択的に結合するモノクローナル抗体です．CGRP 経路を標的とする抗体製剤のうち，唯一の静注製剤で，2020年に米国，2022年に欧州で承認されています．片頭痛予防薬として，月に少なくとも4日以上片頭痛発作を有する成人に対して12週間ごとに100mgと300mgの投与が認められています．最大濃度（C_{max}）到達は即時型，すなわち30分間投与開始後30分であること

198　頭痛診療が劇的に変わる！

が示されており，これによる効果発現が速い可能性が示唆されています．また，eptinezumabの半減期は27日であると報告されています．

これまでにランダム化試験（PROMISE-1，PROMISE-2，RELIEF，DELIVER）および非盲検（PREVAIL）第3相臨床試験が報告されています[1]．PROMISE-1試験では，成人の反復性片頭痛（episodic migraine：EM）患者888例をeptinezumab 30 mg群，および100 mg群，300 mg群，プラセボ群に割り付けて検討していますが，1週から12週における月間片頭痛日数のベースラインからの変化は，プラセボ群の−3.2日に対して100 mg群で−3.9日，300 mg群では−4.3日と有意に減少し，その効果は48週まで維持されました．また，慢性片頭痛（chronic migraine：CM）患者を対象としたPROMISE-2試験では1,072人の成人の慢性片頭痛患者に対してeptinezumabを100 mg，300 mg，プラセボ群に割り付けて12週ごとに2回投与を行い24週まで評価されました．この結果，1週から12週における月当たりの片頭痛日数はプラセボ群の−5.6日に対して100 mg群で−7.7日，300 mg群で−8.2日と有意に減少しました．さらに，2〜4剤の予防薬が無効であった片頭痛患者850人に対して実施されたDELIVER試験でも，1〜12週においてベースラインからの月間片頭痛日数の有意な改善が認められています．PREVAIL試験では，CM患者にeptinezumab 300 mgを8回まで投与し長期（104週間）の安全性と免疫原性を評価しています．試験期間中，128例中91例で少なくとも1回の治験薬投与開始後の有害事象（treatment emergent adverse event：TEAE）を経験し，その多くは初回治療期にみられました．18人の患者が薬剤に関連したTEAEを経験し，過敏症と疲労感が最も高頻度でしたが1例でアナフィラキシー反応が報告されました．eptinezumabの片頭痛急性期発作に対する有効性を検討したRELIEF試験では480人の成人片頭痛患者に対して，発作後1〜6時間以内にeptinezumab 100 mgが投与され，頭痛消失までの時間はプラセボ群の9時間に対してeptinezumab 100 mg群で4時間と有意差が認められました．また，最も厄介な症状（most bothersome symptoms：MBS）消失までの時間も実薬群で有意に短く，eptinezumabの急性期発作に対する有効性が確認されました．現在わが国でもeptinezumabに対する臨床試験が進んでおり，早期の臨床応用が期待されています．

■CGRP受容体拮抗薬（ゲパント）

　CGRP受容体拮抗薬であるゲパントは，第一世代であるolcegepantの臨床成績が最初に報告されましたが，同じく第一世代のtelcagepantによる肝機能障害が出現したため安全性の懸念から開発が頓挫していました．その後，**肝毒性を大幅に軽減した第二世代のatogepant（QULIPTA®），rimegepant（NURTEC®），ubrogepant（UBRELVY®），さらに第三世代の点鼻製剤であるzavegepant（ZAVZPRET™）が海外で上市されています**[2～4]．**わが国ではゲパントは上市されていませんが，atogepantおよびrimegepantの臨床試験が進んでいます．**

　atogepantは，成人EMおよびCMの予防療法に対して使用が認められています．米国128施設で1カ月あたりの平均片頭痛日数減少について検討した第3相試験（ADVANCE試験）では，EM患者873人に対して1日1回atogepant 10 mg，30 mg，60 mg，プラセボが12週間投与され，平均片頭痛日数はプラセボ群の−2.5日に対して10 mg群で−3.7日，30 mg群で−3.9日，60 mg群で−4.2日と有意な改善が報告されています．有害事象として便秘と悪心が10％未満で報告されたものの，有意な肝機能障害は報告されませんでした．また，**rimegepant**は成人片頭痛の予防的治療，および成人片頭痛の急性期治療に対して使用が認められており，**片頭痛発作の頓挫と予防の両方に使用できるという利点があります**．米国の92施設で，1カ月あたりの平均片頭痛日数の減少について検討した第2b/3相試験では，片頭痛日数が4～18日／月の片頭痛患者747人がrimegepant 75 mg隔日投与群とプラセボ群に分けられ，二重盲検期間12週間とオープンラベル期間52週間で検討されました．その結果，プラセボ群の−3.5日に対してrimegepant群で−4.3日と有意な改善が報告されています．有害事象として鼻咽頭炎と悪心を数％で認めましたが，肝機能障害を含めた重篤な有害事象は報告されませんでした．また，rimegepantは急性期治療薬としての使用も可能という点が特徴ですが，rimegepantの慢性投与による薬剤の使用過多による頭痛（medication overuse headache：MOH）の発生は認められていません．

　atogepantとrimegepantは，CGRP関連抗体薬と異なり経口投与の薬剤です．また，投与間隔については，CGRP関連抗体薬が28～84日毎と長期間で

第2章　4これからの頭痛診療

表1　atogepant/rimegepantとCGRP関連抗体薬の比較

	atogepant	rimegepant	CGRP関連抗体薬
半減期	約10時間	約11時間	約27～31日
投与経路	経口	経口	皮下注，点滴静注
投与頻度	連日	隔日	28～84日間隔
分子量	603.5 Da	534.6 Da	約143,000～150,000 Da
中枢移行性	可能性あり	可能性あり	限局的

文献3より一部抜粋して引用

あるのに対して，atogepantが連日，rimegepantが隔日である点が異なります．血中濃度の半減期はCGRP関連抗体薬の27～31日に比べてatogepantが約10時間，rimegepantが約11時間と短く，特に有害事象や妊娠などの際にすみやかな血中濃度低下が可能です．さらにCGRP関連抗体薬は基本的には血液脳関門を通過しないとされますが，ゲパントは分子量が小さいため，中枢移行の可能性も示唆されています．atogepantとrimegepantについては「頭痛の診療ガイドライン2021」にも予防薬の薬効に関してGroup1（有効）に分類されており，わが国での臨床応用に期待がかかります．しかし，今後，CGRP関連抗体薬とこれらのゲパントをどのように使い分けていくのかなど，議論すべき点も残ります．atogepantおよびrimegepantとCGRP関連抗体薬との比較を表1に示します．

■PACAP抗体

　下垂体アデニル酸シクラーゼ活性化ポリペプチド（pituitary adenylate cyclase-activating polypeptide：PACAP）はヒツジの視床下部から同定された多機能神経ペプチドで，構成アミノ酸の数によりPACAP38とPACAP27の2つのアイソフォームがあります．PACAPは視床下部，三叉神経節，三叉神経脊髄路核，翼口蓋神経節などの片頭痛病態と関連する部位で発現することが知られています．PACAPと片頭痛の関連に関して，PACAP38を人に静脈内投与した検討では健常人は頭痛と血管拡張が生じ，片頭痛患者では遷延性片頭痛発作が生じたという報告があります．このような背景からPACAPリガンドに対する抗体が開発され第2相臨床試験が進行中で，将来の臨床応用が期待されています[5]．

201

■ニューロモデュレーション治療

近年，頭痛治療において非薬物療法の重要性が認識されつつあります．代表的な非薬物療法として**ニューロモデュレーション治療**があります．ニューロモデュレーションとは電気や磁気刺激により神経機能を可逆的に調節する治療法で，手術の必要がない非侵襲的ニューロモデュレーションは重篤な有害事象がないため特に注目されています．

代表的なデバイスに非侵襲的迷走神経刺激装置（gamma-Core Sapphire™），経皮的三叉神経刺激装置（CEFALY®），単発経頭蓋磁気刺激装置（sTMS mini™），経皮的複合後頭神経・三叉神経刺激装置（Relivion®），遠隔電気神経調節装置（Nerivio®）などがあります．これまで，わが国ではこれらのデバイスが上市されておらず使用することができませんでしたが，2023年12月に片頭痛の急性期治療に用いる医療機器としてRelivion®が製造販売承認を取得しました．片頭痛の急性期治療に在宅で使用が可能なニューロモデュレーション機器としてははじめての承認であり注目を集めています．Relivion®は大後頭神経と三叉神経第1枝分枝である眼窩上神経と滑車上神経の両側，合計6カ所を刺激して治療します（図1）．片頭痛の急性期治療効果について検討したRIME試験では，治療2時間後の頭痛改善率が60％，頭痛消失率が46％であったと報告されています．作用機序として末梢からの電気刺激が三叉神経-頸髄複合体内で高位中枢への求心性神

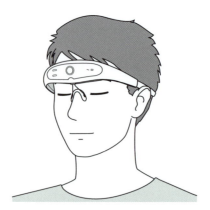

図1　経皮的複合後頭神経・三叉神経刺激装置（Relivion®）

経を活性化することにより，疼痛を調節する可能性が示唆されています[6].

デジタル時代の頭痛診療

■頭痛のAI診断

人工知能（artificial intelligence：AI）は，人の知的なふるまいの一部をコンピュータやソフトウェアにより人工的に再現したもので，ビッグデータを学習することにより新たなデータに対する予測や分類を行うことが可能です[7]. 現在，わが国の医療の課題には高齢化，医療者偏在，働き方改革などによる医療の普遍的供給の困難があげられています. このような背景のなか，医療AIが医師不足解消や診療サポートおよび効率化に役立つ可能性が示唆されています. 頭痛領域における最近の話題としては，勝木らが富永病院頭痛センターにおける4,000例の問診票データから17項目を入力することで90％以上の精度で確定診断を得られるAIを開発しました. また，仙台頭痛脳神経クリニックの6,000例の問診票データを用いて同様のAIを開発しています. これらのAIは特に頭痛専門医が不在の地域での利用や，非頭痛専門医による頭痛疾患の診療時において有用である可能性があります. 医師の診断作業の一部をAIにタスクシフトすることにより，ラポール形成や共同意思決定（shared decision making：SDM）にさらに注力することが可能になるため，医療者の負担が軽減するだけでなく，より質の高い診療が期待できます. また，AI診断を根拠にした頭痛専門医への紹介など，病診連携の向上なども期待されています[7]. 今後，AIのさらなる進歩ととともに，AIの役割や適正使用などについての議論がより重要になると考えられます.

■頭痛のオンライン診療

オンライン診療とは，情報通信機器を活用した医療に関する行為である遠隔診療のうち，医師−患者間で情報通信機器を介して患者を診察ないし診断し，診断結果伝達や，処方などの診療行為をリアルタイムで行う行為と定義されています[8]. 頭痛のオンライン診療のメリットとして，**通院負担軽減による診療継続率の向上**があげられています. これによりMOHへの移行などを予防できる可能性があります. また，事前にデジタル頭痛ダイアリーなど

を確認することで適切な診療につなげることが可能であるとされています．今後の展望としては，スマートウォッチなどのデバイスに記録される血圧や脈拍，睡眠などのデータと連携させることによる個別化した生活指導などがあります．また，オンライン診療という新たなスタイルを診療に取り入れることで，アンメットニーズの解消につながる可能性も指摘されています．筆者も比較的多くの頭痛患者をオンラインで診療していますが，特殊な頭痛の診療継続や，遠方で通院が難しい患者などに有用であると実感しています．今後の課題として，サイバー攻撃に対するセキュリティー対策や，各種データベースの構築や連携，AIとの連動などがあげられています[8]．

おわりに

　本稿では，CGRP関連抗体薬の登場により一気に関心が高まった頭痛診療の近未来の展望について，今後上市が期待される新規治療薬や治療デバイスについて述べました．また，開発や臨床応用がはじまりつつあるAIやオンライン診療についても概説しました．これらのトピックスが頭痛診療に対する関心をさらに高め，頭痛診療がますます向上することを期待したいと思います．

（團野大介）

■ 文献

1）Irimia P, et al：Eptinezumab for the preventive treatment of episodic and chronic migraine：a narrative review. Front Neurol, 15：1355877, 2024
2）柴田 護：片頭痛の最新治療．日内会誌，110：2449-2457，2021
3）松森保彦：CGRP受容体拮抗薬（gepant）による片頭痛予防治療の展望-CGRP関連抗体薬との相違-．日本頭痛学会誌，49：64-66，2022
4）Labastida-Ramírez A, et al：Mode and site of action of therapies targeting CGRP signaling. J Headache Pain, 24：125, 2023
5）古和久典：片頭痛病態に関連した新規分子薬：PACAP38拮抗薬．日本頭痛学会誌，50：704-705，2024
6）Tepper SJ, et al：Migraine treatment with external concurrent occipital and trigeminal neurostimulation-A randomized controlled trial. Headache, 62：989-1001, 2022
7）勝木将人，他：人工知能（AI）を用いた頭痛の診断．診断と治療，111：1439-4143，2023
8）島津智一：慢性頭痛のオンライン診療．診断と治療，111：1445-1449，2023

索 引　INDEX

記号

β遮断薬 194

欧文

A ~ F

AI 203
AI診断 203
artificial intelligence 203
BPAS 183
Ca拮抗薬 193
CGRP関連抗体薬 12, 55, 195
CGRP受容体拮抗薬 200
cortical spreading depression 31
CRP 185
CSD 31
CT 182
C反応性蛋白 185
Dダイマー 185
erythrocyte sedimentation rate 184
ESR 184
fT3 185
fT4 185

G ~ N

GOTS 161
great occipital trigeminal syndrome 161
LEP 20
low dose estrogen-progestin 20
Medication-overuse headache 52
MHD 37, 54
migraine equivalent 23
MMD 37
MOH 52
monthly headache days 37, 54
monthly migraine days 37
MRA 182
MRI 182
non-invasive vagal nerve stimulation 93
NSAIDs 187
nVNS 93

O ~ T

OC 20
oostural orthostatic tachycardia syndrome 148
oral contraceptive 20
PACAP 201

PACAP抗体 201
pituitary adenylate cyclase-activating polypeptide 201
POTS 148
RCVS 131
RCVS2スコア 134
reversible cerebral vasoconstriction syndrome 131
SD 68
SNNOOP10リスト 108
spreading depolarization 68
stratified care 47
strings of beads 134
SUNHA 95
TSH 185

和 文

あ行

アセトアミノフェン 187
アルツハイマー型認知症 160
アンモニア 185
一次性頭痛 181
飲酒 85
インドメタシン製剤 195
ヴァルサルヴァ手技 131
うつ病 158
エストロゲン離脱頭痛 19

オタワSAHルール 117
オンライン診療 203

か行

可逆性脳血管攣縮症候群 131
下垂体アデニル酸シクラーゼ活性化ポリペプチド 201
下垂体卒中 139
簡易片頭痛スクリーナー 171
肝機能 185
患者指導 173
漢方薬 195
急性期治療薬 187
急性原発閉塞隅角緑内障 141
起立性調節障害 148
起立性頭痛 148
筋弛緩薬 194
緊張型頭痛 63, 75, 155
くも膜下出血 116
群発頭痛 90
月間頭痛日数 37, 54
月間片頭痛日数 37
月経時片頭痛 50
ゲパント 200
抗うつ薬 194
甲状腺機能 185
抗てんかん薬 193

さ行

ジタン	191
静注CGRP抗体	198
人工知能	203
心電図	185
頭痛ダイアリー	173
頭痛予防薬	192
ステロイド	195
性行為	102
制吐薬	191
生理痛	44
赤血球沈降速度	184
閃輝暗点	68
前兆のある片頭痛	19
前兆のない片頭痛	11, 19, 24, 45, 61
層別治療	47

た・な行

体位性頻脈症候群	148
大後頭神経三叉神経症候群	161
短時間持続性片側神経痛様頭痛発作	95
頭部外傷	121
トリプタン	188
二次性頭痛	181
ニューロモデュレーション治療	202
脳血管障害	108
脳脊髄液検査	185

脳脊髄液瘻性頭痛	148
脳動脈解離	111
脳動脈瘤破裂	116

は・ま行

白血球数	185
反復性緊張型頭痛	74
皮質拡延性抑制	31
非侵襲的迷走神経刺激療法	93
左椎骨動脈解離	110
閉経	60
片頭痛重積発作	138
片頭痛等量	23
慢性緊張型頭痛	81, 155
慢性頭痛	187
むち打ち	121
問診票	166

や・ら行

薬剤の使用過多による頭痛	52, 82
腰椎穿刺	185
抑うつ	156
予防療法	12
雷鳴頭痛	103, 130
緑内障	141
ロメリジン	19

頭痛診療が劇的に変わる！
すぐに活かせるエキスパートの問診・診断・処方の考え方

2025年2月10日　第1刷発行	編　集　松森保彦
	発行人　一戸裕子
	発行所　株式会社　羊　土　社
	〒101-0052
	東京都千代田区神田小川町2-5-1
	TEL　　03（5282）1211
	FAX　　03（5282）1212
	E-mail　eigyo@yodosha.co.jp
	URL　　www.yodosha.co.jp/
ⓒ YODOSHA CO., LTD. 2025	
Printed in Japan	装　幀　HON DESIGN（小守いつみ）
ISBN978-4-7581-2424-9	印刷所　日本ハイコム株式会社

本書に掲載する著作物の複製権，上映権，譲渡権，公衆送信権（送信可能化権を含む）は（株）羊土社が保有します．
本書を無断で複製する行為（コピー，スキャン，デジタルデータ化など）は，著作権法上での限られた例外（「私的使用のための複製」など）を除き禁じられています．研究活動，診療を含み業務上使用する目的で上記の行為を行うことは大学，病院，企業などにおける内部的な利用であっても，私的使用には該当せず，違法です．また私的使用のためであっても，代行業者等の第三者に依頼して上記の行為を行うことは違法となります．

JCOPY ＜（社）出版者著作権管理機構　委託出版物＞
本書の無断複写は著作権法上での例外を除き禁じられています．複写される場合は，そのつど事前に，（社）出版者著作権管理機構（TEL 03-5244-5088，FAX 03-5244-5089，e-mail：info@jcopy.or.jp）の許諾を得てください．

乱丁，落丁，印刷の不具合はお取り替えいたします．小社までご連絡ください．